BASISWISSEN: Umgang mit depressiven Patienten

Psychiatrie Verlag

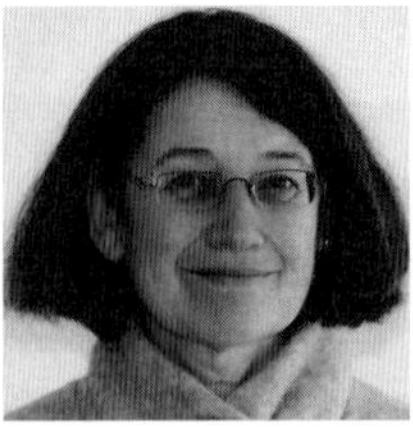

Dr. phil. Angela Mahnkopf, Diplom-Psychologin und psychologische Psychotherapeutin war viele Jahre auf der Depressionsfachstation der Evangelischen Stiftung Tannenhof in Remscheid tätig. Sie ist auf die Behandlung depressiver Patienten, auf Psychoedukation und Angehörigenarbeit spezialisiert.

Angela Mahnkopf

BASISWISSEN: Umgang mit depressiven Patienten

Psychiatrie Verlag

Die Reihe Basiswissen wird herausgegeben von:
Michaela Amering, Michael Boßle, Ilse Eichenbrenner,
Michael Eink, Klaus Obert und Wulf Rössler

Angela Mahnkopf
Basiswissen: Umgang mit depressiven Patienten
Basiswissen 10
1. Auflage 2015
ISBN-Print: 978-3-88414-631-6
ISBN-PDF: 978-3-88414-875-4
Bibliografische Informationen der Deutschen Nationalbibliothek
Die Deutsche Nationalbibliothek verzeichnet diese Publikation in
der Deutschen Nationalbibliografie; detaillierte bibliografische Daten
sind im Internet über http: //dnb.ddb.de abrufbar.

Weitere Informationen zu psychischen Störungen und
ihrer Behandlung im Internet unter: www.psychiatrie-verlag.de

Lektorat: Uwe Britten, textprojekte, Eisenach
Umschlaggestaltung: Iga Bielejec, Nierstein,
unter Verwendung eines Linolschnitts von Wojciech Leder, Lodz
Typografie und Satz: Iga Bielejec, Nierstein
Druck und Bindung: CPI books GmbH, Ulm

FSC www.fsc.org
MIX
Papier aus verantwortungsvollen Quellen
FSC® C083411

Vorwort

Jeder von uns kann depressiv erkranken – das wissen wir professionellen Helferinnen und Helfer. Depressionen sind keine seltenen Krankheiten – und sie werden eher noch häufiger. Auch wenn wir meinen, dass wir uns in die depressive Verfassung gut einfühlen können, weil wir uns selbst schon mal »depressiv« fühlen oder weil wir jemanden kennen, der unter Depressionen leidet, können uns bei der Begleitung von Menschen mit langen Krankheitsverläufen manchmal selbst Geduld und Hoffnung verloren gehen.

Depressiven Menschen wird im Alltag oft mit wenig Verständnis begegnet. Sie hören immer wieder Kommentare wie »Da darf man sich halt nicht so hängen lassen« oder »Reißen Sie sich zusammen, auch ich habe Tage, an denen es mir schlecht geht«. Selbst in der psychiatrischen Klinik stellen depressive Patienten eine Gruppe dar, die – verglichen mit anderen Patienten – häufig zu kurz kommt. Das liegt daran, dass depressive Personen oft still, bescheiden und zurückhaltend sind und die Krankheit nicht »lärmend und fordernd« daherkommt. So geht sie zwischen anderen Störungsbildern leicht unter.

Wie bereichernd die Begegnung mit Menschen in der Depression sein kann und wie sehr es sich lohnt, ihnen besondere Hilfeangebote zu machen, möchte dieser Band zeigen. Als Helferinnen und Helfer erleben wir in der Depressionsbehandlung, wie sich aus dem »grauen Einerlei« der Depression allmählich wieder die Kontur eines aktiven Menschen herausbildet, der zu intensiven Gefühlen fähig ist und vielfältige Interessen hat.

Manchmal ist das wie ein kleines Wunder. Es macht den Umgang mit depressiven Patienten abwechslungsreich und sorgt nicht selten für Überraschungen. Das habe ich als Psychologin auf der Depressionsfachstation auch nach über zwanzig Jahren Arbeit mit depressiven Menschen immer wieder erlebt. Selbst wenn das gemeinsame Durchstehen einer Depression gelegentlich sehr schwierig ist, wird die Anstrengung belohnt: Die Erleichterung nach Abklingen der depressiven Symptomatik ist groß. Die Betroffenen fühlen sich wieder tatkräftig und gut gestimmt, haben aber durch die schwere Zeit der Erkrankung eine wesentliche Erfahrung gemacht und blicken nun innerlich verändert auf die Welt.
Für all das, was ich bei der Begleitung von depressiven Patientinnen und Patienten und ihren Angehörigen lernen konnte, bin ich sehr dankbar.

Angela Mahnkopf

Es gibt nicht *den* depressiven Patienten

Normale Stimmungsschwankungen und Trauerreaktionen

»Depressiv sind wir doch alle mal!«, so ist es häufig zu hören. In der Alltagssprache wird der Begriff »Depression« oft verwendet und jeder glaubt zu wissen, worüber er redet, denn jeder kennt Traurigkeit und Antriebslosigkeit aus eigener Erfahrung. Tatsächlich hat der Begriff viele Bedeutungen und oft gehen diese durcheinander: Wenn verschiedene Menschen über Depressionen sprechen, meinen sie deshalb noch nicht dasselbe.

Im Alltag gehen wir oft davon aus, dass man das »lahme Gefühl« mit ein wenig Anstrengung und gutem Willen überwinden kann (»Häng doch nicht so depressiv rum!«) und dass es nach kurzer Zeit wieder vergeht. Dieser Gedanke ist grundsätzlich richtig. Auch wenn man keine Lust hat, seinen »inneren Schweinehund« aktiv zu überwinden, und schlicht abwartet und eine Nacht darüber schläft, bessern sich solche »Durchhänger« meist wieder wie von selbst.

Die fast jedem Menschen bekannten Gefühle von Bedrücktheit, Lustlosigkeit und Energielosigkeit als Reaktion auf ein unangenehmes Erlebnis, nach stressreichen Tagen, nach einem schlechten Schlaf oder vor der Menstruation gehören zur alltäglichen Lebenserfahrung, gewisse Schwankungen des täglichen Befindens sind also völlig normal. Sie halten meist wenige Stunden oder ein bis zwei Tage an und verschwinden dann wieder, die üblichen Alltagsabläufe und die gewohnte Leistungsfähigkeit werden davon kaum beeinträchtigt.

Ebenso ist die Trauer eine Grunderfahrung im menschlichen Leben.

Bei einer normalen Trauer, etwa nach dem Verlust einer geliebten Person oder der Diagnose einer schweren Krankheit, erlebt der Mensch tiefe Bedrücktheit, Schmerz, Einengung auf negative Gedanken und Hoffnungslosigkeit, vielleicht auch Schlafstörungen. Es treten aber keine Selbstentwertungen, regelmäßige Stimmungsschwankungen im Laufe des Tages oder suizidale Tendenzen auf. Die Beschwerden bei der normalen Trauer halten eine gewisse Zeit an, meist Wochen, Monate oder auch mal länger (Schneibel/Schramm 2014, S. 69), und vergehen dann von selbst wieder, also ohne eine professionelle Behandlung. Voraussetzung ist allerdings, dass »der Trauernde einen Prozess durchläuft, in dessen Verlauf er immer weniger von Erinnerungen an die geliebte Person in Beschlag genommen wird« (Schramm 2010, S. 133). Im Laufe dieses Prozesses durchlebt der Betroffene vielfältige Gefühle wie Angst, Verzweiflung, Schuld, Wut und Traurigkeit. Dieser Ablauf ist nichts Negatives, sondern sogar wichtig, um schließlich »loslassen« und den Verlust bewältigen zu können (Kast 2014, S. 99 ff.).

Emotionale »Durchhänger« bis hin zu starken Trauerreaktionen sind also völlig normale menschliche Verhaltensweisen. Klinisch relevant werden sie erst, wenn sie eine bestimmte Qualität erreichen und die betreffende Person über längere Zeit unter ausgeprägten Beschwerden leidet. Dann wird professionelle Hilfe nötig.

Depressive Symptomatik

Die Kriterien für die Diagnosestellung einer Depression sind im Glossar der Internationalen Diagnosenklassifikation der WHO (ICD-10; siehe Dilling u. a. 2014) nach diesen Haupt- und Nebensymptomen festgelegt:

Hauptsymptome:

- depressive Stimmung (ungleich Trauer),
- Interessenverlust, Freudlosigkeit,
- Antriebsmangel, erhöhte Müdigkeit.

Nebensymptome:

- verminderte Konzentration und Aufmerksamkeit,
- vermindertes Selbstwertgefühl und Selbstvertrauen,
- Gefühle von Schuld und Wertlosigkeit,
- negative und pessimistische Zukunftsperspektiven,
- Suizidgedanken oder -handlungen,
- Schlafstörungen,
- verminderter Appetit.

Um eine Depression diagnostizieren zu können, müssen von den drei Hauptsymptomen mindestens zwei vorhanden sein, zusätzlich müssen mindestens zwei der Nebensymptome vorliegen. Die Symptome müssen, und auch das unterscheidet sie vom Alltagserleben des »Schlecht-drauf-Seins«, in unverminderter Ausprägung über *mindestens zwei Wochen* bestehen (Abbildung 1).

Bevor Betroffene mit der Diagnose einer Depression konfrontiert werden, haben sie meist nur ein diffuses Alltagswissen über Depressionen und wissen noch nicht, welches Krankheitsbild hinter ihren vielfältigen Beschwerden und Wahrnehmungen steckt. Um die Vielfalt depressiver Beschwerden für die Patientinnen und Patienten zu ordnen, kann man sie beispielsweise, wie es in Informationsgruppen gemacht wird, unter vier Kategorien sammeln lassen: Wie nehme ich meinen Körper wahr? Wovon ist mein Fühlen geprägt?

Wie verhalte ich mich? Was bestimmt mein Denken? Abbildung 2 gibt einen Eindruck von möglichen Antworten (nicht jedes dieser Symptome muss vorhanden sein!).

ABBILDUNG 1 Kriterien einer Depression (nach www.deutsche-depressionshilfe.de)

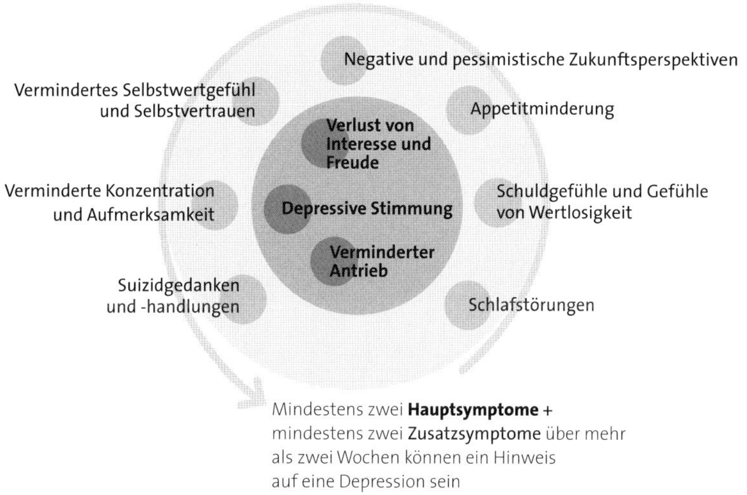

ABBILDUNG 2 Mögliche Symptome der Depression

Körper	Fühlen	Verhalten	Denken
Schlafstörungen	Bedrückte Stimmung	Sozialer Rückzug	Konzentrationsstörungen
Reduzierter Appetit	Interesselosigkeit	Antriebslosigkeit oder Unruhe	Denkhemmung
Druck auf der Brust	Keine Freude	Verminderte Mimik und Gestik	Leere im Kopf
Schmerzen	Völlige Gefühllosigkeit	Weniger Blickkontakt	Vergesslichkeit
Kraftlosigkeit	Hoffnungslosigkeit		Negative Gedanken
Keine sexuelle Lust	Angst		Suizidgedanken
Gewichtsabnahme			Depressive Wahngedanken

Patientinnen und Patienten sind oft überrascht, wie komplex und unterschiedlich Symptome bei einer Depression sein können und dass beispielsweise auch ausgeprägte Denkstörungen dazugehören

können. Nicht selten kommt es vor, dass sie glauben, ihre Konzentrationsstörungen und ihre Vergesslichkeit seien Zeichen einer beginnenden Demenz. Stehen körperliche Beschwerden im Vordergrund, wird manchmal lange nach zugrunde liegenden körperlichen Erkrankungen gesucht, bevor die Depression erkannt wird. Da auch gesunde Menschen einige der Beschwerden gut kennen (Schlafstörung, Angst, Schmerzen), ist die Abgrenzung der Depression als »echte« Krankheit von alltäglichen Befindlichkeitseinschränkungen so wichtig. Dabei ist es hilfreich, die eindeutig definierten (»operationalen«) Kriterien der Haupt- und Nebensymptome heranzuziehen.
Auch die Unterteilung nach Schweregraden hilft, die Erkrankung besser zu fassen (siehe Abbildung 3).

ABBILDUNG 3 Unterteilung der Depression nach Schweregraden

	Hauptsymptome (Anzahl)	Nebensymptome (Anzahl)
Leichte depressive Episode	2	2
Mittlere depressive Episode	2	3-4
Schwere depressive Episode	3	4-7

Dass fast jeder Mensch glaubt, Depressionen zu kennen, hat Vor- und Nachteile: Das Einfühlen in einen depressiven Menschen scheint zunächst leichter als bei manchen anderen Erkrankungen, weil man eine Ahnung von einzelnen Symptomen des Betroffenen hat. Da viele Menschen aber das Gefühl der Niedergeschlagenheit, Antriebsstörung und Lustlosigkeit nur als kurzzeitigen und vorübergehenden Zustand kennen, meinen sie, dies müsse beim depressiv Kranken ebenso sein. Dieser Schluss ist falsch. Dass sich die depressive Erkrankung qualitativ deutlich vom »normalen Bedrücktsein« unterscheidet und sich nicht durch ein bloßes »Zusammenreißen« beheben lässt, wird von Laien oft nicht verstanden.

Typische Symptommuster

Die verschiedenen Symptome, die bei Depressionen auftreten können, variieren in ihrer Anzahl, ihrer Stärke und darin, in welchen Mustern sie auftreten. Typische und häufig vorkommende Symptommuster werden »Syndrome« genannt. Die wichtigsten werden als Unterformen der Depression (mit Zusatzcodierung gemäß ICD-10) beschrieben:

- die gehemmte Depression,
- die agitierte Depression,
- die Depression mit somatischem Syndrom und
- die psychotische (wahnhafte) Depression.

Bei der gehemmten Depression steht eine starke Antriebsstörung mit deutlichem Rückzug und auffälliger Kraftlosigkeit im Vordergrund, bei der agitierten Depression eine starke innere und äußere Unruhe mit Bewegungsdrang (hin und her gehen, Hände reiben, mit den Beinen wippen), die als sehr quälend erlebt wird.

Die Depression mit somatischem Syndrom und ausgeprägten körperlichen Beschwerden ist für die Patienten, manchmal auch für die Hausärzte schwer als Depression zu erkennen. Beim Vorliegen folgender körperlicher Beschwerden kann bei leichten und mittelschweren Depressionen die Zusatzcodierung »mit somatischem Syndrom« angegeben werden (bei mindestens vier Symptomen aus der folgenden Liste).

Merkmale des somatischen Syndroms (ICD-10):

- Interessenverlust, Verlust der Freude an sonst angenehmen Tätigkeiten,
- mangelnde emotionale Reagibilität auf sonst freudige Ereignisse,
- frühmorgendliches Erwachen,
- morgendliches Stimmungstief,

- psychosomatische Hemmung oder Agitiertheit,
- deutlicher Appetitverlust,
- Gewichtsverlust,
- deutlicher Libidoverlust.

Bei der psychotischen Depression, die immer einer schweren depressiven Episode entspricht, sind zusätzlich Wahnideen (vor allem Schuldwahn, Versündigungswahn, Verarmungswahn, hypochondrischer Wahn), manchmal auch Halluzinationen (anklagende Stimmen, Verwesungsgeruch), und bei schweren gehemmten Krankheitsbildern ein depressiver Stupor vorhanden. Die Wahngedanken sind synthym, das bedeutet, sie stimmen mit der Gefühlslage überein (also etwa kein Größenwahn). Die psychotische Depression ist ein sehr schweres Krankheitsbild, das Suizidrisiko ist dabei groß, fachärztliche Behandlung ist unbedingt erforderlich, und in der Regel findet eine stationäre Behandlung statt.

BEISPIEL → Eine jüngere Patientin, eine sehr erfolgreiche Exportkauffrau mit Fremdsprachenkenntnissen, war am Arbeitsplatz aufgefallen, weil sie einen Leistungseinbruch hatte und sich nicht mehr »multitaskingfähig« zeigte. Sie zog sich auch privat zurück, lag häufig nur auf dem Sofa herum und mied den Kontakt zu Freunden. Der Ehemann vereinbarte für sie einen Termin beim Arzt, da er sie in ihrer Persönlichkeit verändert erlebte – sie war früher kontaktfreudig, stets guter Laune und sehr aktiv gewesen. Auch war er besorgt, da sie nicht mehr einkaufen gehen wollte, um kein Geld auszugeben. Sie machte sich ständig Sorgen, dass sie die monatlichen Raten der Eigentumswohnung nicht mehr bezahlen könnten, und ging auch mit der Mutter nicht mehr Kaffeetrinken, da ihr das zu teuer erschien. Für die Sorgen seiner Frau war objektiv kein Anlass gegeben. Der Ehemann versuchte immer wieder, sie von ihrer unrealistischen Einschätzung abzubringen, indem er ihr die gemeinsame Kassenlage anhand der

Kontoauszüge vorrechnete. Ihre Sorgen waren aber unkorrigierbar, außerdem sah sie ihre Befürchtungen und übermäßigen Sorgen nicht als krankhaft an.

Bei dieser Patientin lag eine schwere depressive Episode mit Verarmungswahn vor, der sich im Rahmen der ausgeprägten depressiven Symptomatik entwickelt hatte. Für den Ehemann, der die Wahngedanken nicht als solche erkannt hatte, war die Erklärung als typisches Symptom einer schweren Depression sehr entlastend. Er konnte dadurch gelassener mit diesem Teil der Erkrankung umgehen.

LITERATUR → Das Erleben einer Depression aus der Sicht der Betroffenen kann man sehr gut im Buch *Schattendasein. Das unverstandene Leiden Depression* (Müller-Rörich u.a. 2013) nachlesen, das viele Kommentare von Betroffenen enthält, die sich im Forum Kompetenznetz Depression/Suizidalität geäußert haben. Einen weiteren, ganz anderen Blick auf die depressive Symptomatik bietet das Bilderbuch *Mein schwarzer Hund: Wie ich meine Depression an die Leine legte* von Matthew Johnstone (2008).

Burn-out

In der ärztlichen und psychologischen Praxis tauchen in den letzten Jahren häufiger Patienten mit der Selbstdiagnose »Burn-out« auf, und auch im Alltag und in den Medien wird dieser Begriff sehr gerne benutzt.
Gemeint ist damit ein Sich-ausgebrannt-Fühlen bei berufstätigen Personen, das mit Erschöpfungszuständen und ängstlich-depressiven Gefühlen einhergeht. Oft tragen eine »Kombination aus Überlastung, Mangel an Autonomie, mangelnde Anerkennung in der Bezugsgruppe sowie gravierende Wertekonflikte« (Hoff/Sass 2010,

S. 145) zur Entstehung dieses Zustandes bei. Die Symptomatik kann der einer leichten oder mittelgradigen Depression ähneln, wobei der Übergang zwischen »noch nicht krank« und »krank« unscharf ist (Berger 2013, S. 789).

In der ICD-10 wird Burn-out nicht unter depressiven Störungsbildern, sondern unter »Zustandsbeschreibungen« eingeordnet, und im DSM-5 (Falkai u. a. 2014) wurde es gar nicht als eigenständige Diagnose aufgenommen.

Für manche Betroffene hat der Begriff Burn-out einen positiveren Klang als der Begriff der Depression, und die Akzeptanz eines Burn-out-Zustandes scheint für viele Betroffene leichter als die Akzeptanz der Depressionsdiagnose. Im beruflichen Alltag hilft es, sich klarzumachen, dass beim Zustand des Burn-out Erholung und eine Auszeit helfen (weil der Erschöpfungszustand dann zurückgeht), bei einer Depression aber nicht, weil sie einer therapeutischen Behandlung bedarf.

Diagnostik und Epidemiologie

Mit den operationalisierten Diagnosesystemen ICD-10 und DSM-5 wurde die traditionelle Einteilung der Depression nach vermuteten Ursachen (reaktiv versus endogen) durch rein beschreibende Kategorien aufgehoben. Parallel dazu veränderten sich auch die Krankheitskonzepte – man geht nun von einem multifaktoriellen Krankheitskonzept aus und bevorzugt eine Kombinationsbehandlung. ↗ Behandlung, Seiten 83 f., 123 f.

ABBILDUNG 4 Depressive Störungen nach ICD-10 mit Diagnoseziffern

F 31.3–5	Depressive Episode im Rahmen einer bipolaren affektiven Störung
F 32	Depressive Episode mit den weiteren Differenzierungen: ▪ leicht – ohne / mit somatischem Syndrom ▪ mittel – ohne / mit somatischem Syndrom ▪ schwer – ohne / mit psychotischen Symptomen
F 33	Depressive Episode, rezidivierend mit den Differenzierungen wie unter F32
F 34	Anhaltende affektive Störungen, Zyklothymie und Dysthymie
F 43.20	Kurze depressive Reaktion bei Anpassungsstörung
F 43.21	Längere depressive Reaktion bei Anpassungsstörung
F 06.3	Organische affektive Störungen

Die depressiven Störungen F 31.3–5 bis F 34, um die es im vorliegenden Band vor allem geht, werden weiter unten bezüglich ihrer Verlaufsunterschiede ausführlich beschrieben. Manische Episoden, bipolare affektive Störungen und Zyklothymie werden hier nur am Rande behandelt.

F 43.20 und .21: Depressive Symptome können auch bei Anpassungsstörungen auftreten, als leichte depressive Zustände mit kurzer (bis zu einem Monat) oder längerer zeitlicher Dauer (bis zu zwei Jahren). Anpassungsstörungen sind definiert als »Zustände von subjektivem Leiden und emotionaler Beeinträchtigung, die soziale Funktionen und Leistungen behindern« (ICD-10). Ein belastendes Lebensereignis (Trauerfall, Trennung, Lebenskrise, Migration) oder eine schwere körperliche Krankheit, ohne die die Störung nicht aufgetreten wäre, müssen im Vorfeld vorhanden sein.

F 06.3: Diese Störungen sind durch eine Veränderung der Stimmung oder der grundsätzlichen Gefühlslage (Affekte) charakterisiert, meist zusammen mit einer Veränderung in der gesamten Aktivitätslage. Da sie durch eine zerebrale oder andere körperliche Störungen hervorgerufen werden, wurden sie in den organischen Abschnitt der Klassifikation aufgenommen. Die Ursache muss mittels körperlicher oder mit Laboruntersuchungen belegt oder aufgrund einer entsprechenden Krankengeschichte vermutet werden. Die affektive Störung muss der angenommenen organischen Störung zeitnah folgen, zum Beispiel eine Depression nach einer Infektionskrankheit (Grippe o. Ä.).

Zahlen und Häufigkeiten

Depressionen sind neben Angststörungen die häufigsten psychischen Erkrankungen. Nach Hochrechnungen von WHO und Weltbank (»Global Burden of Disease Study«) werden sich Depressionen bis zum Jahr 2020 zu der Krankheitsgruppe entwickeln, die das meiste Leiden und die höchsten Kosten verursachen wird – neben den Herz-Kreislauf-Erkrankungen (Berger u. a. 2014, S. 361).

Die Lebenszeitprävalenz (das Risiko, mindestens einmal im Leben zu erkranken) liegt national wie international bei unipolaren depressiven Störungen bei 13–20 Prozent (Laux 2011, S. 372), in Deutschland bei 17,1 Prozent (Bundesgesundheitssurvey; siehe Jacobi u. a. 2004). Sie gehören damit »zu den häufigsten psychischen Störungen und Beratungsanlässen in der Versorgung« (Härter u. a. 2010, S. 1049).

Die Punktprävalenz (Anzahl der zu einem bestimmten Zeitpunkt kranken Personen) für unipolare Depression liegt in Deutschland bei 5,6 Prozent der Bevölkerung zwischen 18 und 65 Jahren (Jacobi u. a. 2004). An unipolaren Depressionen erkranken Frauen etwa doppelt so häufig wie Männer (Berger u. a. 2014, S. 361). Nach dem Bundesgesundheitssurvey liegt das Lebenszeitrisiko für Dysthymie etwa bei 4 Prozent (Jacobi u. a. 2004), wobei Übersichtsarbeiten große Variationen beschreiben. »Es besteht eine hohe Komorbidität mit anderen psychischen Erkrankungen« (Laux 2011, S. 400).

Bei bipolaren Störungen ist die Erkrankungshäufigkeit zwischen den Geschlechtern gleich. Die Lebenszeitprävalenz für Bipolar-I- und Bipolar-II-Störungen liegt bei 1,5–2 Prozent (nach Laux 2011, S. 463). Bipolare Störungen beginnen früher, oft im jungen Erwachsenenalter, während bei unipolaren Verläufen das durchschnittliche Ersterkrankungsalter bei dreißig Jahren liegt. In den letzten Jahren ist eine Zunahme vor allem leichter depressiver Erkrankungen zu beobachten. Es wird kontrovers diskutiert, ob höhere Leistungsanforderungen und veränderte Familienstrukturen dazu beitragen oder ob durch bessere Aufklärung Patienten häufiger und früher Hilfe suchen.

Zum gleichzeitigen Auftreten von Depressionen und körperlichen Erkrankungen lässt sich sagen, dass die Lebenszeitprävalenzzahlen bei schweren körperlichen Erkrankungen auf 40 Prozent ansteigt. Sie liegen beispielsweise bei Morbus Parkinson bei 35–40 Prozent, bei Schlaganfallpatienten bei 25–35 Prozent und bei Krebspatienten bei 25–40 Prozent (nach LAUX 2011, S. 374).

Depressionen zeigen eine hohe Komorbiditätsrate mit anderen psychiatrischen Erkrankungen, insbesondere Angststörungen, Substanzmissbrauch und Persönlichkeitsstörungen (BERGER u. a. 2014, S. 374), oft ist dann die Gefahr der Therapieresistenz und der Chronifizierung größer, weil die Behandlung schwieriger ist.

Krankheitsverläufe

Depressionen kann man nicht nur nach dem Grad ihrer Schwere, sondern auch nach ihrem Verlauf einteilen. Das »Bündnis gegen Depression« hat anschauliche Grafiken der möglichen Verlaufstypen entwickelt.

ABBILDUNG 5 Einzelepisode – Verlauf

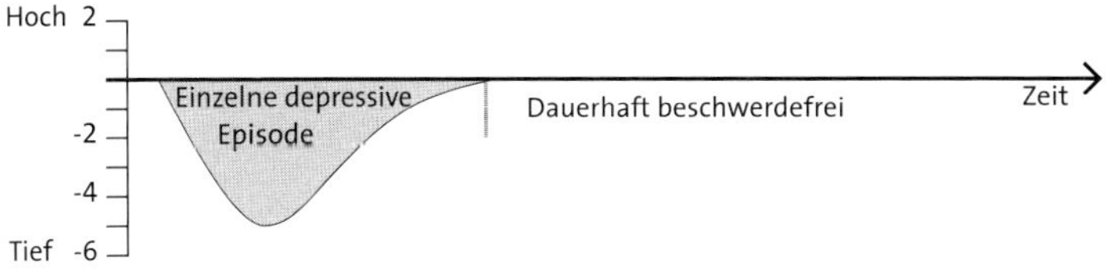

Depressive Einzelepisoden (Abbildung 5) treten am häufigsten auf, ihre Länge variiert zwischen wenigen Wochen und vielen Monaten, unbehandelt können sie auch Jahre anhalten. Die heutigen Behandlungsmethoden verkürzen und mildern die Phasenlänge deutlich (BERGER u.a. 2014, S. 362). Depressionen können ganz plötzlich oder allmählich beginnen, manchmal bestehen wochenlang nur somatische Beschwerden (»vegetativer Auftakt« der Depression). Die oben beschriebenen typischen Haupt- und Nebensymptome bei diesen Episoden liegen in unterschiedlicher Anzahl vor. Nachdem eine Phase nach meist schwankender Besserung wieder abgeklungen ist, fühlen sich zwei Drittel der Betroffenen wieder wie vor der Erkrankung und sind in der Regel auch objektiv völlig symptomfrei. Bei einem Drittel der Betroffenen tritt eine partielle Besserung ein (ebd., S. 365).

Von einer rezidivierenden (wiederkehrenden) depressiven Episode spricht man, wenn nach dem Abklingen der ersten Episode und nach einer Monate bis Jahre dauernden beschwerdefreien Zeit eine erneute depressive Episode auftritt (»Rezidiv«). Bei etwa 50–60 Prozent der Patientinnen und Patienten, die bereits an einer ersten depressiven Episode erkrankt waren, folgt eine zweite, nach drei Episoden besteht eine neunzigprozentige Wahrscheinlichkeit für das Auftreten weiterer Episoden (LAUX 2011, S. 399).

ABBILDUNG 6 Rezidivierende (wiederkehrende) depressive Episoden

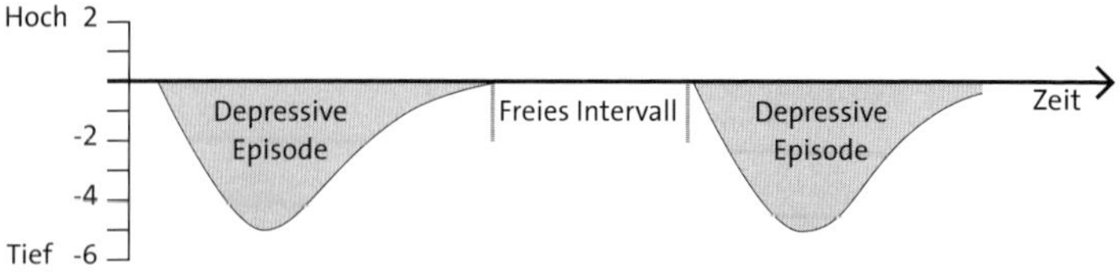

Wenn Patienten diese Verlaufskurve (Abbildung 6) sehen, sind sie natürlich ängstlich, erneut zu erkranken, was sich bei der Angabe der Häufigkeit rezidivierender Verläufe (mindestens die Hälfte der unipolar depressiv Erkrankten wird ein Rezidiv erleben) noch verstärkt. Die Häufigkeitsangaben der Statistik sagen aber nichts über den möglichen Krankheitsverlauf beim Einzelnen aus: »Über den Ablauf wiederkehrender Episoden lassen sich beim einzelnen Patienten [...] keine sicheren Vorhersagen machen« (Berger u.a. 2014, S. 362).

Patienten stellen deshalb häufig die Frage: »Was kann ich tun, damit ich nicht wieder krank werde?« Eine mögliche Antwort kann sein: »Es ist ähnlich wie beim Herzinfarkt – Sie können Risikofaktoren minimieren, indem Sie bestimmte Dinge tun: die Medikamente wie empfohlen einnehmen, einen strukturierten Tagesablauf planen, sich regelmäßig sportlich betätigen, Kontakte pflegen. Anderes hingegen sollten sie vermeiden, etwa sich tagsüber für längere Zeit ins Bett zu legen oder sich zu überfordern. Allerdings haben Sie das Auftreten einer erneuten depressiven Episode, so wie das Eintreten eines erneuten Herzinfarktes, nicht vollständig unter Kontrolle.«

Dysthymie

Die Dysthymie oder anhaltende depressive Störung ist eine leichtere, aber chronifizierte Form der depressiven Verstimmung. Zur Diagnose gehört, dass die Symptome über einen Zeitraum von mindestens zwei Jahren andauern müssen (Abbildung 7). Früher wurde diese Erkrankung als »neurotische Depression« oder »depressive Persönlichkeit« bezeichnet. Beginnt die dysthyme Störung im Jugendalter, dann ist die Gefahr gegeben, dass psychosoziale Entwicklungsschritte nicht adäquat durchlaufen werden können und Folgeprobleme im beruflichen und persönlichen Bereich entstehen (Berger u.a. 2014, S. 365). Wird die dysthyme Symptomatik im weiteren Verlauf von einer (schweren) depressiven Episode überlagert, liegt eine »Double Depression« vor. Hier steht zunächst die Behandlung der depressiven Episode im Vordergrund, die weitere Behandlung der Dysthymie kann daran anknüpfen.

In den letzten Jahren wurde dieser Patientengruppe wegen der Schwierigkeit ihrer Behandlung mehr Aufmerksamkeit gewidmet. James McCullough fand heraus, dass im Zusammenhang mit einem frühen Beginn (vor dem 21. Lebensjahr) bei 80 Prozent der Patienten frühkindliche Traumata vorlagen. Er entwickelte für chronisch Depressive eine spezifische Behandlungsmethode (McCullough 2011, S. 39–55). ↗ Chronifizierung, Seite 113 ff.

ABBILDUNG 7 Dysthymie

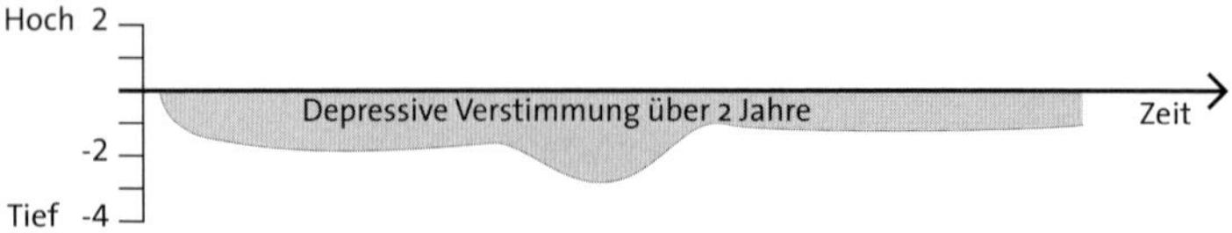

Der Verlauf bipolarer affektiver Störungen stellt sich wie in Abbildung 8 dar.

ABBILDUNG 8 Bipolare affektive Störung (nach Wolkenstein / Hautzinger 2014, S. 21)

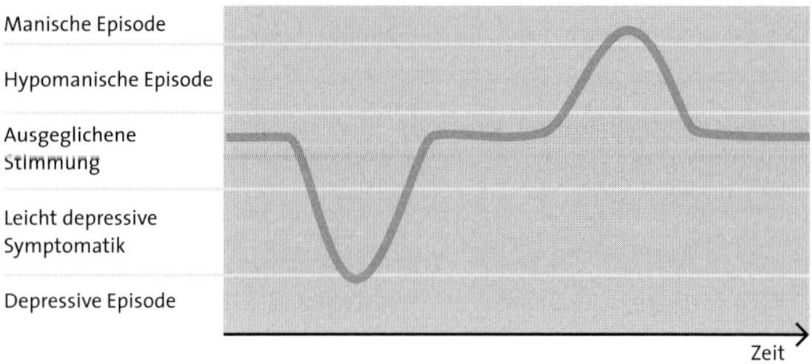

Manische Episoden

Bei bipolaren affektiven Störungen treten depressive und manische Phasen in zeitlich regellosem Wechsel auf. In manischen Episoden ist der Patient, verglichen mit depressiven Phasen, wie ausgewechselt: gehobene Stimmung, euphorisch und/oder gereizt, der Antrieb ist gesteigert, der Patient sprudelt vor Ideen, spricht viel, ist unstet und »umtriebig«, der Schlaf ist reduziert. Diese Personen geben dann für ihre Verhältnisse zu viel Geld aus, sind leichtsinnig (kaufen etwa gleich mehrere Autos) und jeder Kritik nicht zugänglich. Oft sind sie anderen gegenüber schnell gereizt und krankheitsuneinsichtig, wenn man sie mit ihrem veränderten Verhalten konfrontiert (»Ich genieße es einfach, dass es mir nicht mehr so schlecht geht, ich habe mir so lange nichts gekauft!«). Bezüglich der Diagnostik muss man wissen, dass es unabhängig von der aktuellen Symptomatik »nicht mehr möglich ist, eine unipolare Depression zu diagnostizieren, sobald irgendwann im Leben des Betroffenen eine manische, hypomane oder gemischte Episode vorlag« (Wolkenstein/Hautzinger 2014, S. 20). Weitere diagnostische Unterscheidungen der Gruppe der bipolaren Störungen (Bipolar-I-Störung, Bipolar-II-Störung und Zyklothymie) und ihre Verläufe sind anschaulich bei Larissa Wolkenstein und Martin Hautzinger (2014) beschrieben.

Da der Wechsel zwischen depressiven und manischen Episoden sehr rasch verlaufen kann, muss der Behandler den Patienten engmaschig und sorgfältig begleiten und besonders aufmerksam sein, wenn sich das Zustandsbild bessert. Die Gefahr besteht, dass die Besserung der depressiven Symptomatik nicht an der ausbalancierten Mittellinie zwischen Hoch und Tief (siehe Abbildung 8) haltmacht, sondern sich direkt eine manische Phase anschließt. Am besten erarbeitet man mit den Betroffenen und vor allem auch mit ihren Angehörigen Frühwarnzeichen: »Woran haben Sie das letzte Mal gemerkt, dass sich die manische Episode angekündigt hat?« Nennt der Patient beispielsweise ein vermindertes Schlafbedürfnis, Beschäftigungsdrang oder Streitneigung, dann lassen sich mit ihm Strategien der frühzeitigen Gegensteuerung überlegen (auf medikamentöser und auf Verhaltensebene).

Bipolare affektive Störungen sind schwere Erkrankungen mit einem hohen Rückfallrisiko und einem hohen Suizidrisiko von 15 Prozent. 25–50 Prozent aller bipolaren Patientinnen und Patienten unternehmen im Verlauf ihres Lebens Suizidversuche (nach LAUX 2011, S. 472). Deshalb muss die Suizidgefahr bei diesem Krankheitsbild im Verlauf der Behandlung besonders beachtet werden. Eine systematische medikamentöse Prophylaxe stellt die Behandlung mit Lithium dar, das nicht nur phasen-, sondern auch – unabhängig davon – suizidprophylaktische Wirkung zeigt. ↗ Suizidalität, Seite 68 ff.

Depression – eine Frauenkrankheit?

Frauen erkranken doppelt so häufig an einer unipolaren depressiven Episode wie Männer. Dies kann »genetische oder hormonelle Ursachen haben, kann aber zum Teil auch geschlechtsspezifische Unterschiede der sozialen Situation oder bezüglich der Krankheitsbewertung und des Krankheitsverhaltens widerspiegeln« (BERGER u. a. 2014, S. 361).

Um diesen Geschlechtsunterschied zu erklären, wurde eine ganze Reihe von Hypothesen aufgestellt (Übersicht beispielsweise bei HAUTZINGER 2006, S. 448), allerdings mit teilweise widersprüchlichen Befunden. So kann man spekulieren: »Spezifische Benachteiligungen und psychosoziale Belastungen erhöhen für beide Geschlechter das Depressionsrisiko, Frauen sind solchen Faktoren jedoch häufiger ausgesetzt« (KÜHNER 2007, S. 345) – beispielsweise Armut, Fehlen von Macht, Status und Anerkennung, sexueller Missbrauch, aber auch Ängstlichkeit und verminderte Selbstsicherheit.

Es scheint außerdem, dass »Frauen zumindest leichten depressiven Verstimmungen mehr Beachtung beimessen, stärkere Hilfeerwartungen entwickeln und sich später deutlicher an die Krankheitsepisode erinnern« (BERGER u. a. 2014, S. 361). Insgesamt muss man feststellen, dass die doppelt so hohe Erkrankungshäufigkeit von Frauen ein (noch) nicht verstandenes Phänomen ist.

Wege zur Diagnose

Das diagnostische Vorgehen bei einem Verdacht auf eine depressive Erkrankung soll folgende Schritte umfassen (gekürzt nach GAEBEL/FALKAI 2000, S. 11 ff.):

1. Erhebung der gegenwärtigen Symptomatik, auch Fremdanamnese, insbesondere Dauer und Ausprägung der Symptome;
2. psychiatrische Anamnese, auch Fremdanamnese, insbesondere frühere Phasen (auch manische), psychosoziale Beeinträchtigungen;
3. körperliche Anamnese und Medikamenten-, Drogenanamnese, körperliche Untersuchung, Labor- und apparative Diagnostik zum Ausschluss somatischer Ursachen der Symptomatik;
4. Identifizierung eventuell vorhandener körperlicher Ursachen oder Auslöser der psychischen Symptomatik, Diagnosestellung;
5. Identifizierung eventuell vorhandener Komorbidität mit nicht affektiven psychischen Störungen.

Um die jeweilige Unterform der depressiven Störung bestimmen zu können, muss der Schweregrad der Symptomatik eingeschätzt werden (wie viele Haupt- und Nebensymptome, wie lange bestehen sie schon durchgängig, mit oder ohne somatisches Syndrom, mit oder ohne psychotische Symptome, wie hoch ist die Suizidgefahr?). Manchmal fällt es Berufsanfängern schwer, die ganzen Symptome und insbesondere das Suizidrisiko detailliert abzufragen. Das aber genau ist zur exakten diagnostischen Einschätzung unabdingbar! Auch zur Identifizierung bipolarer Störungen und zur Abgrenzung gegenüber der Dysthymie und anderen psychiatrischen Erkrankungen muss der Verlauf erfragt werden (gab es früher schon abgegrenzte depressive Phasen, gab es früher manische Phasen, gibt es depressive Symptome in schwächerer Ausprägung schon über längere Zeit?), und es muss die Frage geklärt werden, ob es im Vorfeld der Depression schwierige belastende Ereignisse gegeben hat, die vielleicht für eine Anpassungsstörung sprechen. Zur psychiatrischen

Anamnese gehört ein psychopathologischer Befund (Näheres bei FÄHNDRICH/STIEGLITZ 2006, S. 58 ff.). ↗ Komorbidität, Seite 119 f.
Körperliche Ursachen, die für die depressive Symptomatik verantwortlich sein könnten, müssen abgeklärt werden.

MERKE → **Depressive Erkrankungen werden durch ihren Schweregrad und ihren Verlauf unterschieden. Eine sorgfältige diagnostische Einschätzung ist die Voraussetzung für ein individuell abgestimmtes therapeutisches Vorgehen.**

Was bedeutet die Diagnose einer Depression für die Betroffenen?

Das Etikett »depressiv«

Manchmal haben Patienten, die an vielfältigen körperlichen Beschwerden und Schlafstörungen leiden, eine lange Odyssee mit vielen ergebnislosen Gesprächen und Untersuchungen hinter sich. Sie spüren, dass mit ihrer Gesundheit etwas nicht stimmt, können aber nicht fassen, was es ist. Wenn sie dann das erste Mal die Diagnose »Depression« hören, sind sie zunächst sehr erleichtert. Die Diagnose bietet neben einer Erklärung der Beschwerden einen entlastenden Hinweis darauf, dass es sich um ein bekanntes Störungsbild handelt, wie eine Behandlung durchgeführt werden kann, und gibt den Patienten dadurch wieder Hoffnung und Perspektive zurück.
Andere Betroffene, die häufig von anderen Personen »Reiß dich doch zusammen!« oder »Ich hab auch mal schlechte Tage« gehört haben und sich aufgrund ihrer reduzierten Leistungsfähigkeit mit Schuldgefühlen plagen, sind entlastet durch die Feststellung einer »echten Krankheit«, die die ganzen erlebten Einschränkungen erklärt.

Stigmatisierung

Viele Patientinnen und Patienten tun sich aber auch schwer mit der Diagnose einer psychischen Erkrankung und beschreiben eindrucksvoll, wie in der Öffentlichkeit, manchmal auch im näheren Umkreis Menschen immer noch erhebliche Vorurteile und negative Bewertungen damit verbinden. Eine psychische Erkrankung wird, auch wenn sich in den letzten Jahrzehnten einiges zum Positiven verändert hat, oft als Stigma erlebt.

BEISPIEL → Eine griechische Patientin verschwieg ihre stationäre Behandlung selbst nahen Verwandten gegenüber, und zwar aus der Sorge, dass die Diagnose einer Depression in ihrem Umfeld nur ungünstige Reaktionen von Schuldzuschreibung und Verurteilung zur Folge haben könnte. Tatsächlich wusste nur ihr Mann von ihrem Krankenhausaufenthalt, allen anderen gegenüber hatte sie ihre Abwesenheit von zu Hause mit einem längeren Griechenlandurlaub erklärt.

Die Helferinnen und Helfer haben nicht nur bei der Vermittlung der Diagnose, sondern auch in der Begleitung des Patienten, seine Erkrankung zu akzeptieren, eine zentrale Rolle. Einem Patienten fiel es sehr schwer, den langen Verlauf seiner Erkrankung zu akzeptieren, er argumentierte gerne damit, dass bei einem Beinbruch der Heilungsprozess doch besser überschaubar und planbarer wäre. Für ihn war es günstig, die Komplexität und Dauer seiner depressiven Erkrankung stattdessen mit einer somatischen Systemerkrankung zu vergleichen. Bei einer Herz-Kreislauf-Erkrankung gelingt es auch nicht immer sofort, ihr die verschiedensten Symptome zuzuordnen und die passende medikamentöse Behandlung zu finden. Das Bild des Gehirns als »großem Organ«, das auch körperliche Veränderungen hervorrufen kann, und die daraus resultierende komplexe Behandlung auf verschiedenen Ebenen halfen ihm schließlich, mehr Geduld aufzubringen.

Aufbau eines günstigen Krankheitsverständnisses

Auch wenn man sich zu Beginn der Behandlung auf eine gemeinsame Diagnose einigen konnte, ist es nicht selten, dass sich Erklärungen darüber, wie die Depression entstanden ist, was die Beschwerden aufrechterhält und wie sie verändert werden könnten, zwischen Patient und Behandler stark unterscheiden. Allerdings sind ein von beiden

»geteiltes Verständnis der Problematik und…des therapeutischen Vorgehens […] für den Therapieprozess […] hilfreiche, wenn nicht notwendige Ingredienzien« (KUNZ 2014, S. 2). Vor der Erklärung des Störungs- oder Krankheitsmodells ist es deshalb wichtig, die Patienten zunächst nach ihren eigenen Ursachenzuschreibungen der Erkrankung zu fragen.

Subjektive Krankheitskonzepte erfragen und berücksichtigen

Subjektive Krankheitskonzepte sind Vorstellungen von Laien zur Verursachung und Entstehung von Krankheiten, zu ihrem Verlauf und ihrer Behandlung. Oft unterscheiden sie sich von wissenschaftlichen Erklärungen und dem aktuellen wissenschaftlichen Erkenntnisstand erheblich. Sie entstehen durch eigene subjektive Erfahrungen, durch Erfahrungen aus dem sozialen Umfeld (»Meiner Tante ging es auch mal so schlecht; ihr hat ein Heilpraktiker gut geholfen«) sowie durch Informationen aus Presse, Fernsehen und Film (»Dieser berühmte Fußballer hatte doch auch Depressionen«). Auch volkstümliche Vorstellungen können in die Konzepte eingehen (»Die Ernährung spielt doch auch eine Rolle bei der Krankheit«). Subjektive Krankheitskonzepte sind hilfreich für Patienten, weil sie der Bewältigung und Abwehr von belastenden Gefühlen, die durch die Krankheit hervorgerufen werden, dienen können (MAHNKOPF 2002, S. 12 ff.). Wenn sich die Konzepte des Behandlers und des Patienten allerdings stark unterscheiden, sollte dies in aller Offenheit besprochen werden.

Nur wenn es gelingt, die subjektiven Konzepte und Erfahrungen des Patienten mit den aktuellen psychologisch-psychiatrischen Theorien und Erkenntnissen, mit denen der Therapeut arbeitet, zu einem gemeinsamen Störungsmodell zusammenzubringen, wird eine längere wirksame Zusammenarbeit möglich sein. Besonders bei Patienten, die eine rein psychologische oder ausschließlich biologische Erklärung für ihre Symptomatik haben, ist dieser Punkt wichtig.

Krankheitsmodelle

Bei der Erklärung wissenschaftlicher Krankheitsmodelle bewährt es sich, zunächst ein einfaches Entstehungsmodell zu beschreiben, wie es beispielsweise im Vulnerabilitäts-Stress-Modell von Gabriele PITSCHEL-WALZ und Kollegen (2003, S. 70; siehe auch Abbildung 9) dargestellt ist. Hier ist für die Patienten leicht zu erkennen, dass innere (ein unterschiedliches Ausmaß von Verletzlichkeit) und äußere Faktoren (unterschiedliche Stärken von Stress) zusammenwirken, bis es zum Ausbruch einer Depression kommt. Menschen mit einer stark ausgeprägten Vulnerabilität kann schon ein geringfügiger Auslöser (psychosozialer Stress) aus der Bahn werfen, Menschen, die ein »dickeres Fell« haben, können mehr Stress verkraften. Man kann damit auch gut zeigen, dass die eine Person eine Depression bekommt und eine andere eben nicht.

ABBILDUNG 9 **Verletzlichkeits-Stress-Modell** (nach PITSCHEL-WALZ u.a. 2003, S. 70)

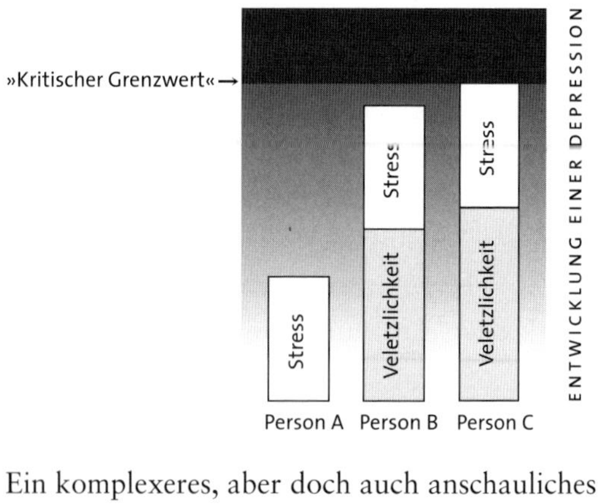

Ein komplexeres, aber doch auch anschauliches Erklärungsmodell der Depressionsentstehung ist das Modell »2 Seiten einer Medaille« vom Nürnberger »Bündnis gegen Depression« (ALTHAUS u.a. 2005). Viele Laien sehen vor allem äußere Umstände als Depressionsursache, die biologischen Faktoren werden leicht übersehen. Mithilfe der

Abbildung 10 kann man sehr gut erklären, dass Depressionen nicht entweder nur durch körperliche oder nur durch seelische Ursachen entstehen, sondern dass meist beide Seiten – wie die zwei Seiten einer Medaille – zusammenwirken. Man kann aufzeigen, dass es deshalb wichtig ist, bei der Auswahl und Anwendung der therapeutischen Methoden beide Seiten zu berücksichtigen.

ABBILDUNG 10 Psychische und biologische Ursachen – zwei Seiten einer Medaille
(nach HEGERL / NIESCKEN 2013, S. 44)

	Psychosoziale Aspekte	Neurobiologische Aspekte
Erhöhte Empfindlichkeit durch …	Zum Beispiel: Frühere traumatische Erlebnisse Chronische Überlastung Persönlichkeit	Zum Beispiel: Genetische Faktoren (Vererbung)
Auslöser	Zum Beispiel: Stress Verlusterlebnisse	Zum Beispiel: Überaktivität der Stresshormonachse
Depressiver Zustand	Zum Beispiel: Hoffnungslosigkeit Freudlosigkeit	Zum Beispiel: Ungleichgewicht der Botenstoffe in bestimmten Hirnregionen
Therapie	Psychotherapie	Pharmakotherapie

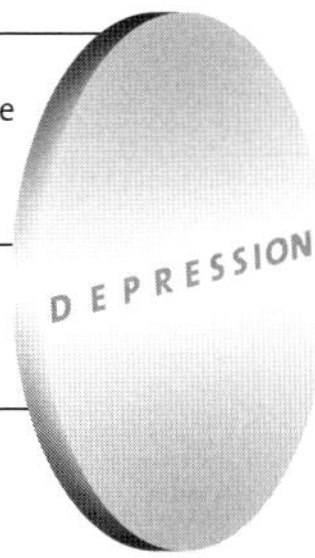

Ausgehend von zwei Fallbeispielen möchte ich Anregungen geben für die Vermittlung ausgewogener Krankheitsmodelle.

ÜBUNG → Bei Herrn B. wurde vor 15 Jahren eine »endogene Depression« diagnostiziert. Er erlebt gegenwärtig die dritte schwere depressive Episode, in den Jahren zwischen den depressiven Phasen war er arbeitsfähig und fühlte sich völlig gesund. Er ist davon überzeugt, dass seine Krankheit von innen kommt und er zu ihrer Bewältigung oder zur Vorbeugung weiterer Episoden nichts tun kann. Einzig die medikamentöse Behandlung würde ihm helfen.
Sie gehen als Behandler vom Modell »2 Seiten einer Medaille« aus und sind davon überzeugt, dass die Einsamkeit von Herrn B. und seine soziale Isoliertheit ebenfalls aufrechterhaltende Bedingungen

für seine Erkrankung darstellen und das Risiko eines Rückfalls erhöhen.
Führen Sie ein fiktives Gespräch mit Herrn B. mit dem Ziel, während der Behandlung und in Zukunft neben der medikamentösen Behandlung mehr Kontakte aufzubauen und diese zu pflegen. Zeigen Sie mit dem genannten Modell, dass die Einsamkeit mit dem damit verbundenen Verstärkerverlust eine mitauslösende Bedingung darstellt, die die Rückfallgefährdung erhöht. Dann erarbeiten Sie mit dem Patienten Möglichkeiten der Veränderung und stellen ihm konkrete Hausaufgaben, wie er in kleinen Schritten soziale Kontakte aufbauen könnte.

In der folgenden Übung muss die Patientin für eine medikamentöse Unterstützung gewonnen werden.

ÜBUNG → Frau C., 53 Jahre alt, ist nach dem überraschenden Tod ihres Mannes wie versteinert. Sie hatte noch alle erforderlichen Aufgaben im Zusammenhang mit seinem Tod durchführen können (Regelung des Begräbnisses etc.), fühlte sich dabei aber schon »wie mechanisch«. Sie konnte nicht weinen, entwickelte in der Folge Schlafstörungen, starke Druckgefühle im Kopf und ein schmerzhaftes Ziehen in der Herzgegend. In der Wohnung ließ sie alles unverändert, selbst an der Garderobe hingen noch die Mäntel ihres verstorbenen Mannes, obwohl sein Tod nun fast ein Jahr zurücklag. Sie vermied auch, sein Grab zu besuchen, und hatte ihre Tochter darum gebeten, es zu pflegen.
Die Tochter brachte ihre Mutter zum Hausarzt, weil sie besorgt war über das nun seit einem Jahr vollkommen veränderte Verhalten der Mutter. Sie beschrieb neben den oben genannten Beschwerden Appetitlosigkeit mit starkem Gewichtsverlust, anhaltendes Rückzugsverhalten – die Mutter war vor dem Verlust des Vaters eine kontaktfreudige Frau gewesen, pflegte nun aber keinerlei Kontakte mehr.

Der Hausarzt diagnostiziert eine schwere depressive Episode und schlägt zunächst eine medikamentöse Behandlung mit stützenden Gesprächen vor, später wird er zur Bearbeitung der Trauerreaktion zu einer Psychotherapie raten.
Frau C. lehnt eine medikamentöse Behandlung mit dem Argument ab, dass sie um ihren Mann trauere und dass gegen seinen Verlust Medikamente bestimmt nicht helfen würden – sie würden ihn auch nicht wieder lebendig machen.
Führen Sie ein Gespräch mit Frau C. mit dem Ziel, sie zu überzeugen, dass ihr eine medikamentöse antidepressive Behandlung aktuell helfen könne. Erklären Sie der Patientin zunächst, dass sich bei ihr eine Depression entwickelt hat, ausgelöst durch den Verlust ihres Mannes. Durch die Depression ist ihr der übliche Trauerprozess nicht möglich gewesen. Mithilfe des Krankheitskonzeptes »2 Seiten einer Medaille« verdeutlichen Sie ihr, dass durch die Medikamente zunächst auf die biologischen Ursachen der Depression eingewirkt wird: Sie sorgen für eine Normalisierung des Ungleichgewichts der Botenstoffe im Gehirn. So wird allmählich die Belastungsfähigkeit wieder besser werden und danach wird sie mit psychotherapeutischer Unterstützung den Trauerprozess meistern.

MERKE → **Um den Patienten für die Zusammenarbeit im Rahmen der Behandlung zu gewinnen, ist es erforderlich, seine subjektiven Krankheitskonzepte (auch in ihrer emotionalen Bedeutung) zu verstehen und sich vor diesem Hintergrund mit ihm darüber auseinanderzusetzen.**

»Management« der Depression

Jede Erkrankung erfordert vom Betroffenen, einen Weg für sich zu finden, wie er mit der veränderten Lebenssituation am besten umgehen kann. Zunächst muss er, wie schon beschrieben, akzeptieren, dass seine Krankheit viele Einschränkungen mit sich bringt und er sich erst einmal entlasten muss. Später übernimmt er im Genesungsprozess schrittweise wieder stärker und schließlich vollständig die Verantwortung für seine Gesundheit.

Zuteilung der Krankenrolle

Die starken Veränderungen im Rahmen einer schweren Depression können Patienten besser akzeptieren, wenn sie sich vorübergehend in die »Krankenrolle« begeben können (SCHRAMM 2010, S. 123). Dann können sie die vorübergehenden Beeinträchtigungen und Leistungsminderungen, die ihre Depression mit sich bringt, der Krankheit zuschreiben und nicht etwa ihrer mangelnden Anstrengung bzw. persönlichen Untätigkeit.

Die Erklärung kann so klingen: »Sie sind derzeit krank und wie bei einer körperlichen Erkrankung, etwa einem Herzinfarkt, für eine bestimmte Zeit sehr eingeschränkt. Beim Herzinfarkt würden Sie einige Zeit im Krankenhaus und danach einige Wochen in einer Reha-Klinik behandelt werden, Sie müssten mit der körperlichen Belastung sehr vorsichtig sein und würden sich dann Schritt für Schritt in Absprache mit den Ärzten körperlich wieder fordern. So ähnlich ist es bei der Depression auch. Sie schaffen nur einen Bruchteil dessen, was Sie als Gesunder geschafft haben, zusätzlich sind Ihre Gefühle, Ihre Interessen und vieles andere verändert. Wie bei einer körperlichen Erkrankung ist es hilfreich, sich auf das Kranksein einzustellen und sich zu sagen: Ich schaffe derzeit viel weniger als sonst, ich kann kaum Leute um mich herum ertragen, ich kann mich schlecht konzentrieren und ich muss meine Erwartungen an meine Leistungsfähigkeit reduzieren. Für eine gewisse Zeit werden andere meine Aufgaben übernehmen müssen, bis ich es selbst wieder kann.«

Geduld

Die Krankenrolle beinhaltet auch, Geduld mit sich selbst zu haben. So muss man dem Patienten sagen, dass die Depression einerseits eine Erkrankung ist, die sehr gut behandelt werden kann, dass sie andererseits aber Geduld erfordert, weil die Besserung manchmal erst spät beginnt und eventuell nur langsam vorangeht. Als weitere Besonderheit der Depression kann man ihren wellenförmigen Verlauf ansprechen, der eigenen Gesetzen folgt, und den Patienten darauf vorbereiten, dass er keine vollständige Kontrolle über diese Schwankungen haben wird.

ABBILDUNG 11 Schwankender Verlauf der depressiven Einzelepisode

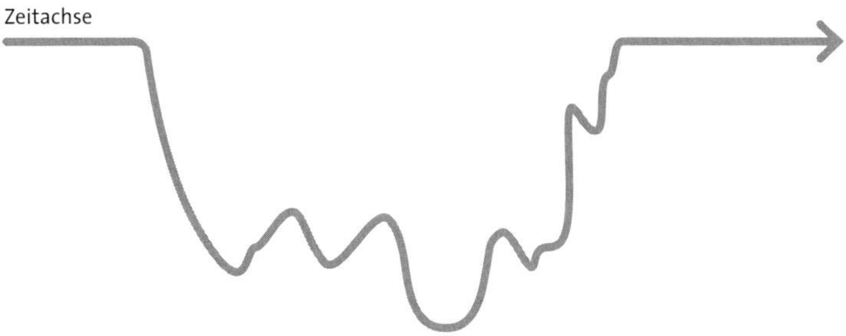

Ausgehend von Abbildung 11 kann man zeigen, dass Patienten nach der Behandlung in der Regel das Funktions- und Belastungsniveau von vor der Erkrankung wieder erreichen. Der wellenförmige Verlauf bis zu diesem Ziel ist dabei typisch. Stimmungseinbrüche und schlechte Tage sind deshalb kein Zeichen für eine schlechte Prognose. Vielmehr verläuft die Besserung insgesamt in kleinen und auch nicht in gleichmäßigen Schritten. Das erfordert eine hohe Anpassungsfähigkeit vom Betroffenen und seinen Angehörigen. Man kann nämlich nicht zuverlässig planen, sondern muss sich an der alltäglichen (oder sogar stündlichen) Belastungsfähigkeit orientieren.
Empfehlenswert ist es, den tiefsten Punkt der Verlaufskurve als Ausgangspunkt für die eigene Aktivitätenplanung und für die eigene Bewertung kleiner Erfolge zu nehmen. So kann man erreichen, dass die Patientinnen und Patienten ihr Anspruchsniveau reduzieren und damit leichter Erfolgserlebnisse wahrnehmen können. Ein Bei-

spiel für eine motivierende Anleitung ist: »Beachten Sie Ihre kleinen Erfolge: Diese Woche konnten Sie jeden Morgen am Frühsport teilnehmen! Vergleichen Sie das mit Ihrer schlechtesten Zeit, als Sie morgens immer im Bett liegen geblieben sind, und nicht mit Ihrer Leistungsfähigkeit vor der Erkrankung, als Sie dreimal wöchentlich zum Joggen gegangen sind.«

Immer wieder muss auch im Verlauf der Behandlung darauf hingewiesen werden, dass der Patient nicht für die Symptomatik »verantwortlich« ist (dahinter verbirgt sich oft die Frage nach einer »Schuld«) oder dass die Beschwerden nicht deshalb wieder auftreten oder noch da sind, weil er sich nicht genügend angestrengt hat oder weil er gar »versagt« hat. Wenn erkennbar wird, dass Patienten so denken, ist es erforderlich, ihnen klar zu sagen, dass diese negativen Gedanken Teil der depressiven Sichtweise sind und nichts mit der Wirklichkeit zu tun haben. ↗ Schuld, Seite 12 f.

Wenn eine Depression einen längeren Verlauf nimmt, ist es hilfreich, auch mit den Angehörigen die Konsequenzen der Erkrankung und die damit verbundenen Rollenveränderungen innerhalb der Beziehungen und der Familie zu besprechen. ↗ Angehörige, Seite 138 ff.

BEISPIEL → Eine 75-jährige Patientin, Frau U., musste über mehrere Monate wegen einer schweren Depression stationär behandelt werden. Ihr Ehemann war sehr besorgt und besuchte sie täglich, obwohl er selbst durch einen Darmtumor körperlich geschwächt war. Das Ehepaar hatte einen behinderten Sohn, der mit ihnen im Haus lebte und tagsüber in der Lebenshilfe betreut wurde. Der zweite Sohn lebte in der Nachbarschaft der Eltern, war beruflich sehr eingespannt und plante in wenigen Wochen zu heiraten.

Die Patientin hatte vor ihrer Erkrankung den Haushalt geführt, eingekauft, gekocht und geputzt, den Garten versorgt und sich um den behinderten Sohn gekümmert, wenn dieser Hilfe brauchte. Der Ehemann hatte in den ersten Wochen der Behandlung sämtliche Aufgaben seiner Frau, so gut er konnte, übernommen. Dies bekümmerte Frau U. sehr, weil sie bei den Besuchen ihres Mannes den Eindruck hatte, dass er stark überfordert war. Ein gemeinsames Gespräch in Beisein der Psychologin bestätigte dies.

Es wurde dem Ehemann mit Zustimmung seiner Frau vorgeschlagen, nicht mehr täglich zu Besuch zu kommen. Grundsätzlich wurde den Ehepartnern erklärt, dass bei längerer Krankheit eines Familienmitglieds immer die Gefahr gegeben sei, dass die übrigen Familienmitglieder überfordert würden, weil sie ja die Aufgaben des Kranken mitübernehmen müssten. Bezüglich der häuslichen Pflichten wurde dann ganz konkret überlegt, bei welchen Aufgaben der Ehemann durch wen entlastet werden könnte. Frau U. schlug vor, die zukünftige Schwiegertochter um das Einkaufen und Kochen zu bitten, der Ehemann wollte einen berenteten Nachbarn ansprechen, ob er in den nächsten Wochen die Gartenarbeit übernehmen könne. Zusätzlich sollte eine Putzhilfe, die bei der Familie früher schon manchmal ausgeholfen hatte, um Unterstützung gebeten werden. Um den behinderten Sohn wollte Herr U. sich gerne selbst weiterhin kümmern.

Bei langen Verläufen ist es am günstigsten, die Veränderungen, die die Erkrankung für die familiären Aufgabenverteilungen und Rollen mit sich bringt, konkret zu benennen und nach pragmatischen Lösungen zu suchen, die alle entlasten (Mahnkopf 2001).

Allmähliche Übernahme der Rolle des Genesenden

Mit dem Begriff »Zuteilung der Krankenrolle« ist nicht gemeint, dass der Patient sich bequem zurücklehnen kann und die Behandelnden die Therapie »an ihm« durchführen. Die Akzeptanz der Tatsache, dass er tatsächlich krank ist und die damit verbundenen Einschränkungen als gegeben ansieht und diese hinnimmt, ist aber erst einmal eine Voraussetzung dafür, dass der Patient im Behandlungsprozess angemessen mitarbeiten kann.

Manchen Patienten gelingt die Akzeptanz ihrer Erkrankung leicht, anderen fällt dies sehr schwer. Bis es zur Akzeptanz kommt, findet manchmal ein längerer seelischer Prozess der Auseinandersetzung statt, in dem der Patient sich innerlich mit vielfältigen Fragen auseinandersetzt: Warum hat es gerade mich getroffen? Bin ich schuld daran? Werde ich wieder gesund? Wie lange dauert das? Bin ich hier in guten Händen? Kann man nicht noch mehr machen? Darüber hinaus kann es sein, dass er Gefühle von Trauer, ausgelöst durch die Tatsache, nicht mehr wie bisher selbstverständlich gesund zu sein, und Gefühle der Nichtkontrollierbarkeit und des Ausgeliefertseins erlebt. Manchmal braucht es mehrere unterstützende Gespräche, bis der Patient »angekommen« ist und seine aktuelle Situation realisieren und annehmen kann.

Die Akzeptanz der Erkrankung und die Übernahme der Krankenrolle verpflichten gleichwohl dazu, bei der Genesung aktiv mitzuhelfen, soweit es jeweils bei jedem Schritt möglich ist. Sobald sich das Zustandsbild etwas bessert, übernimmt der Patient zunehmend wieder mehr Verantwortung für sich selbst.

Wie viel Mitarbeit jeweils angemessen ist und wie viel Eigenverantwortung für die Durchführung der therapeutischen Schritte der Patient übernehmen kann, wird immer wieder neu ausgehandelt, das heißt offen mit dem Patienten besprochen.

Der folgende Dialog soll das »Symptommanagement« mit allmählicher Übernahme von mehr Eigenverantwortung verdeutlichen. Es handelt sich um eine ambulante Psychotherapie, vierte Sitzung:

BEISPIEL →

P.: »Heute geht es mir viel schlechter als in den letzten Tagen. Ich konnte nur mit größter Mühe aufstehen. Nach dem Frühstück habe ich mich gleich wieder aufs Bett gelegt. Ich glaube, das wird nie mehr besser.«

T.: »Können Sie sich noch daran erinnern, wann der letzte Einbruch dieser Art war?«

P.: »Ja, ganz genau heute vor einer Woche. Da hatte ich schlecht geschlafen und blieb direkt im Bett, ich habe mir nicht mal ein Frühstück gemacht.«

T.: »Ich erinnere mich auch daran, dass Sie große Schwierigkeiten mit dem Antrieb hatten und dass Ihre Stimmung ziemlich im Keller war. Wissen Sie noch, wie Sie die Stimmung an diesem Tag ein wenig zum Positiven hin beeinflussen konnten?«

P.: »Mein Mann kam mehrmals in das Schlafzimmer und schlug mir vor, doch aufzustehen. Obwohl ich nicht die geringste Lust dazu hatte, habe ich es dann gemacht und bin mit ihm eine Runde durch den Park gegangen. Das hat mich etwas abgelenkt. Danach hat er mich zur Wassergymnastik begleitet, er meinte, ich sollte einfach nur mit dabei sein und vielleicht einige Übungen mitmachen. Bei einigen Übungen klappte das auch, später ging es sogar leichter, als die ganze Gruppe zusammen im Kreis Ball spielte. Als ich nach Hause zurückkam, ging es mir etwas besser.«

T.: »In der letzten Woche war es hilfreich für Sie, trotz der unangenehmen Beschwerden, die vorher geplanten Aktivitäten durchzuführen, obwohl Sie sich das vorher nicht vorstellen konnten. Ich schlage vor, dass Sie das heute als Experiment wieder versuchen, und wir werden sehen, ob es einen ähnlichen Effekt gibt wie in der letzten Woche. Mit welchen Aktivitäten möchten Sie nachher beginnen?«

P.: »Ich gehe mit meiner Freundin eine Runde durch den Park und vielleicht auch noch eine Tasse Kaffee trinken, am Nachmittag habe ich Kegelkreis. Ich werde es mal versuchen.«

In Fällen wie diesen kann man beim nächsten Termin den Versuch mit den Patienten auswerten und mit ihnen erarbeiten, was sie beim nächsten Einbruch dieser Art tun können, um vielleicht ohne Hilfe von außen aufzustehen und aktiv zu werden.

Helfende Grundhaltung

In der Behandlung depressiver Erkrankungen sind zwei einander ergänzende Aspekte wirkungsvoll, nämlich die persönliche Begegnung (also die helfende Grundhaltung) sowie die spezifischen Behandlungsansätze.

Begegnung

Mit dem ersten Kontakt zu einem Menschen, der in einer Krise steckt, beginnt eine hilfreiche oder eben nicht hilfreiche Beziehung. Dies gilt von Anfang an, auch wenn der Patient noch gar nicht »diagnostiziert« ist und der Helfer sich mit seiner spezifischen Kompetenz noch gar nicht hat einbringen können. »Das Annehmen und Ernstnehmen des Patienten mit seinen Beschwerden und Klagen ist der erste Grundstein für eine tragfähige Patient-Therapeut-Beziehung« (SULZ 2001, S. 47 ff.). Der Patient muss spüren, dass sein Gegenüber Zeit und Interesse hat, nicht in Eile oder missgelaunt ist (gerade Depressive haben oft Angst, lästig zu fallen, und neigen zu Schuldgefühlen) und als »fühlender Mensch empathisch auf seinen Ausdruck des Leidens reagiert« (ebd.), kurz, dass er sich angenommen und nicht alleingelassen fühlt.
Die helfende Grundhaltung ist eine zentrale Säule der Depressionsbehandlung. Sie wird idealerweise von Anfang bis Ende der Behandlung durchgängig realisiert. Sie ist an keine Berufsgruppe gebunden, sondern gilt für alle psychiatrisch Tätigen. Manche Menschen haben dafür eine »Naturbegabung« und können sie ohne große Anstrengung zeigen, andere müssen sie mithilfe von Übungen, Selbsterfahrung, Supervision und Überprüfung der eigenen

Einstellung lernen. Welche Aspekte der helfenden Grundhaltung im Umgang mit Depressiven besonders wichtig sind, wird in diesem Kapitel beschrieben.

Behandlung

Die helfende Grundhaltung (RAHN/MAHNKOPF 2005, S. 16) allein reicht zu einer wirksamen Depressionsbehandlung allerdings nicht aus. Dazu ist der Einsatz empirisch überprüfter spezifischer Behandlungsstrategien und -techniken erforderlich. Die weiter unten beschriebenen wichtigsten Therapieverfahren haben sich in der Depressionsbehandlung bewährt und sind empirisch abgesichert, zusätzlich werden dort auch Tipps und Tricks aus der klinischen Praxis dargestellt.
Zur Anwendung somatischer und psychotherapeutischer Behandlungsverfahren liegen Behandlungsleitlinien vor, an denen man sich orientieren kann (GAEBEL/FALKAI 2000, S. 20 ff.). ↗ Behandlungsverfahren, Seiten 83 ff., 94, 97 ff., 103 ff.

Behandlungsleitlinien sind also eine empirisch fundierte Entscheidungshilfe für eine wirksame Depressionsbehandlung. Zunächst kommt es darauf an, ein tragfähiges therapeutisches Bündnis mit dem Patienten und seinen Angehörigen aufzubauen.

Empathie und Wertschätzung

Empathie und Wertschätzung sind Basisvariablen therapeutischen Handelns, die in der klientenzentrierten Gesprächspsychotherapie genau beschrieben (ECKERT u. a. 2012, S. 178 ff.) und in vielen modernen psychotherapeutischen Ansätzen der Depressionsbehandlung als notwendige Bedingung für Veränderung erkannt worden sind (HAUKE 2012, S. 184 ff.; KUNZ 2014, S. 25).
Mit Empathie ist das Sich-Einfühlen in den inneren Bezugsrahmen der Patientinnen und Patienten gemeint, »den inneren Bezugsrahmen eines anderen mit den emotionalen Komponenten und den dazuge-

hörenden Bedeutungen genau wahrzunehmen, als ob man die andere Person sei, jedoch ohne jemals die ›Als-ob‹-Bedingung zu verlieren« (ECKERT u.a. 2012, S. 178). Man richtet die Aufmerksamkeit auf die »innere Welt« des Patienten, auf seine Erlebnisverarbeitung und seine Bedeutungszuschreibungen.

Wer auf einen neuen Patienten trifft und noch nichts von diesem weiß, etwa im Erstgespräch, kann durchaus schon Einfühlung vermitteln, indem er die Äußerungen in seiner eigenen Formulierung wiederholt:

BEISPIEL →

P.: »Ich habe schon so vieles versucht, nichts hat geholfen. Ich komme da nie wieder raus.«

T.: »Sie sind sehr verzweifelt und hoffnungslos.«

P.: »Ja, mir kann keiner mehr helfen.«

T.: »Sie fühlen sich ganz allein und am Ende Ihrer Kraft.«

Positive Wertschätzung erlebt und verwirklicht ein Therapeut dann, wenn er spürt, dass er jede Erfahrung des Klienten unterschiedslos annehmen kann. Das Gegenteil wäre ein Gefühl von »ich mag dich nur, wenn du so und so bist«. Wertschätzung für das Schicksal und die Person des Patienten zeigt sich durch aufmerksames Zuhören sowie durch das Bekunden von Respekt, Sorge und Anteilnahme. Gesprächsbeispiel aus der vierten Behandlungswoche:

BEISPIEL →

P.: »Mir geht es so schlecht wie am Anfang. Das Wochenende war eine Katastrophe. Ich habe mich zu Hause ins Bett gelegt und habe nichts mehr gemacht. Meine Frau war völlig enttäuscht von mir.«

T. (*denkt:* ›Er hat sich nicht an unseren verabredeten Plan halten können. Schade, aber das kommt vor.‹): »Das Wochenende ist schlechter gelaufen, als Sie es sich gewünscht hätten. Jetzt fühlen Sie sich zurückgeworfen und sind enttäuscht. Lassen Sie uns doch einmal näher betrachten, an welchem Punkt Ihr Zustand umgekippt ist. Vielleicht sind Sie danach für das nächste Mal besser gerüstet.«

An diesem Beispiel sieht man, dass Empathie und Wertschätzung als helfende Grundhaltungen in der Depressionsbehandlung zwar die Basis sind, aber doch nicht ausreichen; sie müssen durch andere Haltungen ergänzt werden: Ermunterung zur Aktivität, Vermittlung von Hoffnung und vieles andere. Wenn man ausschließlich empathisch wäre, wäre die Gefahr groß, mit dem Patienten in der Depression zu versinken.
An vielen Stellen im Behandlungsverlauf kann die Umsetzung und die Balance dieser beiden Haltungen schwierig sein. Das reicht von der Symptomfixierung beider Seiten über eine zu starke Identifikation mit dem Patienten bis zur Aggression ihm gegenüber.

Symptomfixierung

Insbesondere zu Beginn der Behandlung kann es sein, dass der Patient monoton immer wieder seine Symptome schildert, stets dieselben Bedenken vorträgt, die gleichen Fragen stellt und seine Hoffnungslosigkeit immer wieder anspricht. Dies sind Zeichen dafür, dass er noch einen sehr eingeengten Blick hat und in der Depression gefangen bleibt – er tut es nicht, um den Therapeuten zu ärgern.
Anfänger in der Depressionsbehandlung beschreiben oft, dass das »Gejammere« mancher depressiver Patienten sie regelrecht wütend mache oder zumindest ziemlich »nerve« – einmal müsse es doch genug sein! Diese starken Gegenübertragungsgefühle können unempathische Reaktionen nach sich ziehen wie: »Das haben wir letzte Woche doch schon besprochen« oder: »Ich finde das Thema, das wir zuletzt besprochen haben, wichtiger, nämlich dass Sie immer wieder in Streit mit Ihrer Frau geraten«. Aus solchen Sätzen hört der Patient die unterschwellige Kritik und Ungeduld sofort heraus und wird sich verschließen.

Einem solchen Verhalten lässt sich durch geduldigen Zuspruch begegnen, durch Mitgefühl für die schwierige Situation des Patienten, durch die Vermittlung von Hoffnung und durch Versuche, gleichzeitig auch andere Themen anzusprechen: »Ich verstehe, dass Sie noch sehr stark mit den quälenden Beschwerden beschäftigt sind. Lassen Sie uns trotzdem versuchen, mit dem Aufbau von Aktivitäten, also mit der Besprechung unseres gestrigen Themas, weiterzukommen. Das wird Ihnen im Laufe der Zeit helfen.«

Identifikation

Wer sich stark mit dem Patienten identifiziert und sich in der empathischen Grundhaltung verliert (nach der obigen Definition also den »Als-ob-Zustand« verlässt), gerät in die Gefahr, sich von der Hoffnungslosigkeit des Patienten mitreißen und sich von seinem Pessimismus entmutigen zu lassen. Damit ist natürlich niemandem geholfen. Bei grundsätzlicher Einfühlung in die innere Welt des Patienten sollte man nicht die einseitige Sichtweise des Patienten übernehmen, sondern die positive Prognose, das professionelle Wissen um das Symptommanagement und die Techniken zur Beeinflussung der Depression nicht vergessen. Empathie in der Depressionsbehandlung heißt also, gleichzeitig die behutsam »anpackende« Haltung immer im Kopf zu behalten und sie umzusetzen gerade dann, wenn der Patient sich in der Hoffnungslosigkeit verliert – allerdings ohne ihm das Gefühl zu geben, ihn in seiner Verzweiflung nicht ernst zu nehmen!

Aggressionen

Im Gespräch mit einem Patienten stellte sich einmal heraus, dass er am Vortag einen Stimmungseinbruch hatte, nachdem er wegen schlechten Wetters im Haus geblieben war und den ganzen Tag mit keinem Menschen Kontakt gehabt hatte. Die Möglichkeit, jemanden anzurufen, hatte er verworfen, weil er fürchtete, nichts zu erzählen zu haben. Dies wird am besten als automatisierter negativer Gedanke erarbeitet, verschiedene Möglichkeiten der Umstrukturierung werden entwickelt. Als Hausaufgabe soll der

Patient in den folgenden Tagen aktiv von sich aus einige Bekannte anrufen. Jetzt reagiert er gereizt und »greift an«: »Es läuft immer auf dasselbe hinaus, warum soll denn immer ich mich so bemühen?«
Therapeuten spüren zuweilen, dass sie selbst auch genervt sind, und sagen vielleicht: »Wenn Sie Ihr Verhalten nicht ändern, wird sich auch Ihre Stimmung nicht ändern – Sie haben es in der Hand.« Und schon ist es passiert: Der Patient spürt sofort den indirekten Vorwurf.
Alternativ dazu lässt sich die Gereiztheit des Patienten thematisieren, dabei sollten wir empathisch bleiben und die »Genervtheit« über den zähen Verlauf in der Supervision oder Intervision (intern im Kollegenkreis) besprechen. »Ich habe den Eindruck, dass es Ihnen sehr schwerfällt, Ihr Verhalten konkret zu ändern. Hier in unserem Gespräch konnten Sie gut verstehen, dass mehr Aktivität wahrscheinlich zu positiven Reaktionen auch der anderen führen würde und sich dadurch wiederum Ihre Stimmung verbessern würde. Auch die Gereiztheit, die Sie jetzt spüren, ist ein Symptom der Depression. Wollen Sie trotzdem versuchen, den Vorschlag auszuprobieren, und mir das nächste Mal von Ihren Erfahrungen berichten?«
Führt dies nicht weiter, kann vielleicht eine sorgfältige Situationsanalyse und die sachbezogene Fokussierung auf das Vermeidungsverhalten hilfreich sein (SCHRAMM 2010, S. 238).
Fallstricke sind also:

- durch wiederkehrende Klagen des Patienten »genervt« zu sein und dies zum Problem des Patienten zu erklären,
- sich durch zu starke Identifikation (aus falsch verstandener Empathie) in der depressiven Hoffnungslosigkeit zu verlieren,
- durch die Gereiztheit des Patienten enttäuscht zu sein oder selbst gereizt oder ungeduldig zu werden.

MERKE → **Die oft lang andauernde Symptomatik kann bei den Helfern Ungeduld, Wut oder auch eigene Hoffnungslosigkeit auslösen. Diese Gefühle müssen erkannt und reflektiert und dürfen nicht sofort in eine entsprechende Reaktion umgesetzt werden.**

Hoffnung und Sicherheit vermitteln

Neben der Grundhaltung von Empathie und Wertschätzung ist es bei depressiven Personen ganz besonders wichtig, Hoffnung und Sicherheit zu vermitteln, ohne ihre Klagen und Beschwerden zu bagatellisieren.

Hoffnung zu vermitteln heißt, den Patientinnen und Patienten von Anfang bis Ende der Behandlung immer wieder vor Augen zu führen, dass sie wieder gesund werden bzw. dass sich ihr Zustand zumindest deutlich bessern wird. Damit ist nicht gemeint, dass man versuchen soll, den Patienten von dieser Tatsache zu »überzeugen« – er wird dem Helfer aufgrund der depressionstypisch pessimistischen Sichtweise vermutlich zu Anfang ohnehin nicht glauben können. Erfahrungsgemäß hilft es dem Patienten aber, wenn er merkt, dass der Helfer authentisch von der Besserung überzeugt ist. Man sollte also wie ein Fels in der Brandung ausstrahlen: »Ich als Helfer (oder wir als Behandlungsteam) gebe(n) die begründete Hoffnung nicht auf, wir stehen diese schwierige Zeit der Erkrankung mit Ihnen durch, wir alle gemeinsam haben der Krankheit durchaus etwas entgegenzusetzen.«

Hoffnung und Sicherheit lassen sich auch vermitteln, indem man die eigene Kompetenz und Professionalität authentisch (nicht »angeberisch«) verdeutlicht, sodass der Patient das Gefühl entwickelt: Mit seiner bzw. ihrer Hilfe werde ich es schaffen!

Zu Beginn der Arbeit mit einem depressiven Patienten fällt eine Hoffnung gebende Intervention leicht, denn man kann sich auf die positiven Ergebnisse der Verlaufsforschung beziehen und damit gerade im Erstkontakt authentisch argumentieren: »Die Prognose ist bei einer depressiven Episode sehr günstig. Es gibt eine ganze Reihe von wirksamen Behandlungsmöglichkeiten, sodass die Wahrscheinlichkeit, dass Sie wieder gesund werden, sehr hoch ist.« So oder so ähnlich können die Aussagen klingen.

Ist man allerdings Berufsanfänger, passiert es leicht, dass man selbst von der Hoffnungslosigkeit des Patienten angesteckt wird. Eine noch unerfahrene und neue Kollegin war auf der Depressionsstation sehr überrascht darüber, dass die Mitarbeiter des Behandlungsteams auf den Visiten gerade den schwerstkranken Patienten gegenüber stets von Hoffnung getragene Antworten gaben. Sie erzählte geraume Zeit später, dass sie als Anfängerin gedacht habe, dies sei eine »Technik« von uns, die wir anwandten, um die Patienten zu trösten. Sehr überrascht war sie darüber, dass die Prognosen tatsächlich eintraten. Erst mit dieser Erfahrung konnte sie dann ganz authentisch eine Hoffnung vermittelnde Haltung einnehmen. ↗ Grundhaltung, Seite 42 ff.

Schwieriger wird es, falls trotz aller Behandlungsbemühungen (entsprechend den Behandlungsleitlinien) auch nach Wochen noch keinerlei positive Veränderung deutlich wird – was bei schweren depressiven Episoden vorkommen kann. Wenn der Patient bei jedem Gespräch die gleichen Beschwerden beschreibt und schließlich beklagt, dass der Helfer mit seiner hoffnungsvollen Einschätzung wohl unrecht hatte, könnte man etwa antworten: »Ich sehe auch, dass es Ihnen bisher mit kleinen Schwankungen weiterhin schlecht geht, und ich finde es bewundernswert, wie sehr Sie gegen die Depression ankämpfen. Trotz des langen und zähen Verlaufs bin ich nach wie vor sicher, dass die depressive Episode, in der Sie sich befinden, wieder zu Ende gehen wird. Sie kommen aus dem Tief wieder heraus, auch wenn wir beide nicht wissen, wie lange das dauern wird.«

Solche Mut machenden Äußerungen kann man täglich oder in gewissen Abständen wiederholen, die Hoffnung vermittelnde Grundhaltung sollte jedenfalls immer die therapeutische Arbeit begleiten. Zusätzlich kann man Sicherheit vermitteln, indem man noch sehr vulnerablen Patienten eine klare und begründete Anleitung gibt, wie sie aktiv aktuell zur Besserung beitragen können.

BEISPIEL → Frau R. hat eine mittelgradige Depression und geht zu einer ambulanten psychotherapeutischen Behandlung. Als »Hausaufgabe« soll sie im Rahmen des sozialen Kompetenztrainings eine fremde Frau in einem Café ansprechen und mit ihr ein kurzes Gespräch führen. Als sie ihre Bedenken beschreibt, wird ihr vorgeschlagen, diese Übung als Verhaltensexperiment durchzuführen. Nicht der Erfolg, sondern das Tun selbst wäre wesentlich, und darüber hinaus könnte sie beobachten, welche Gefühle und Gedanken sich in der Situation einstellten. Betont wird zudem, dass die Erfahrung selbst hilfreich für sie sein wird, egal, welchen Ausgang das Experiment nähme.

Frau R. berichtete eine Woche später begeistert von ihrer Erfahrung: »Sie hatten recht! Es hat sehr gut geklappt, wir haben uns fast eine Stunde lang unterhalten! Ich hatte ganz vergessen, dass ich doch noch einige Interessen habe und einiges erzählen kann. Wir gehen nächste Woche sogar zusammen in eine Ausstellung.«

Wenn die eigene Hoffnung schwindet

Auch wenn man im Umgang mit depressiven Patienten schon etwas erfahren ist, kann es vorkommen, dass sich unter bestimmten Bedingungen eine resignative Haltung der Ausweglosigkeit einstellt. Dies würde man zum Beispiel an folgenden Gedanken erkennen: »Sie strengt sich nicht genügend an. Sie könnte etwas aktiver sein, durch Jammern wird es nicht besser.« Oder: »Dieser Patient gehört zu den 10–15 Prozent, deren Symptomatik sich eben nicht bessert.«

Aufmerksam sollten professionelle Helferinnen und Helfer werden, wenn sich im Kontakt mit den Patienten vielfältige negative Gefühle wie innere Gelähmtheit, Wut, Hoffnungslosigkeit, Perspektivlosigkeit und Ratlosigkeit zeigen.

Psychiatrisch Tätige können aber auch Gefahr laufen, nur noch die Hoffnung zu betonen und dabei über die Hoffnungslosigkeit des

Patienten hinwegzugehen. Das ist bei depressiven Patienten eine besondere Herausforderung.

Wenn der Helfer seine Wahrnehmung zu einseitig auf das Thema »Hoffnung vermitteln« ausrichtet, kann es passieren, dass sich sein Blick einengt und er für die Hoffnungslosigkeit des Patienten und die damit verbundene Suizidgefahr zu wenig sensibel wird. Mit der Vermittlung von Hoffnung ist nicht gemeint, den Blick vor der Hoffnungslosigkeit des Patienten zu verschließen oder ihn in seiner Subjektivität nicht ernst zu nehmen. Vielmehr sollte der Helfer versuchen, die Kluft zwischen der Einfühlung in die Verzweiflung des Patienten und dem eigenen Wissen, dass sich dieser Zustand wieder verändern wird, zu überbrücken und beide Aspekte anzusprechen: »Ich spüre Ihre tiefe Verzweiflung, gleichzeitig möchte ich Ihnen sagen, dass es auch aus dieser belastenden Situation wieder einen Ausweg geben wird, da bin ich mir ganz sicher.«

Wenn der Helfer dem Patienten nicht authentisch, sondern mechanisch Hoffnung vermittelt, während er innerlich Zweifel hat und dies (wie verdeckt auch immer) nonverbal zum Ausdruck bringt, wird der Patient dies wahrnehmen. Wenn Sie also bemerken, dass Sie »innerlich abschalten« und gegen Ihre eigenen Zweifel anreden, sollten Sie dies als wichtiges Warnzeichen bewerten. Überprüfen Sie Ihre Haltung in der Supervision oder im Gespräch mit den Kolleginnen und Kollegen.

Fallstricke sind also:

- die eigene Hoffnung schwindet,
- der Helfer betont nur die Hoffnung und respektiert die Hoffnungslosigkeit des Patienten zu wenig,
- Hoffnung wird nicht authentisch, sondern eher mechanisch vermittelt.

Patienten, die eine schwere depressive Episode durchlebt haben, berichten nach Besserung der Symptomatik oft, dass ihnen die hoffnungsvolle Haltung der Therapeuten sehr geholfen habe. Sie hätten die positiven Aussagen zwar nicht glauben können, trotzdem hätten sie für einen Moment ein Gegengewicht zu der Schwere der Depression gespürt, und dies habe ihnen gutgetan.

Verantwortung übernehmen, Suizidrisiko bedenken, Orientierung geben

Der schwer depressive Patient, der zur Behandlung kommt oder gebracht wird, ist aufgrund seines Krankheitsbildes meist nicht oder nur eingeschränkt leistungsfähig und kann – zum Beispiel wegen der Antriebsstörung, Hoffnungslosigkeit und Interesselosigkeit – die Verantwortung für die ersten Behandlungsschritte oft nicht selbst übernehmen. Psychiatrisch Tätige sollten aus diesem Grund deutlich machen, dass sie zur Übernahme der Verantwortung für die Therapie bereit und auch kompetent sind. Wenn der Patient unsicher ist, ob es richtig war, die (stationäre) Behandlung aufzusuchen, sollten seine bisherigen Anstrengungen und sein Schritt, eben doch eine Behandlung zu suchen, gewürdigt werden. »Ich finde es bemerkenswert, wie viel Kraft Sie bisher aufgewendet und was Sie alles versucht haben, um gegen die Depression anzukämpfen. Der Schritt, zur Behandlung zu kommen, ist Ihnen sicher schwergefallen. Er ist aber genau richtig, wir werden alles tun, um Ihnen umfassend und intensiv beim Gesundwerden zu helfen.«

Äußert der Patient Zweifel, ob ihm geholfen werden kann, sollte man ihm deutlich sagen, dass die Prognose der depressiven Erkrankung ausgesprochen gut ist, dass die Behandelnden darauf spezialisiert sind, über ein reiches Erfahrungswissen verfügen und durch die Behandlung schon vielen Patienten in ähnlicher Lage sehr gut helfen konnten.

Ist der Patient im Rahmen einer schweren Depression nicht krankheitseinsichtig, hochambivalent oder sogar suizidgefährdet, dann kann die Verantwortungsübernahme für den Patienten bis zur direktiven Vorgabe reichen: »Sie sind schwer krank und müssen jetzt hierbleiben. Ich kann Sie in diesem Zustand nicht wieder nach Hause gehen lassen.« Das kann unter Umständen auch die Einleitung einer betreuungsgerichtlichen Entscheidung über die Behandlung und Unterbringung notwendig machen. ↗ Zwangsmaßnahmen, Seite 77

Wenn ein Patient im Rahmen einer schweren Depression die Vorstellung entwickelt, einschneidende Entscheidungen treffen zu müssen – etwa den Verkauf des eigenen Hauses im Rahmen eines Verarmungswahns bei psychotischer Depression –, hilft meist die klar definierte Richtlinie des Behandelnden, dass man solch weitreichende Entscheidungen erst nach Abklingen der depressiven Symptomatik treffen dürfe.

Zur Verantwortungsübernahme gehört auch, dem Patienten klar zu sagen, dass man im Rahmen der Behandlung für alle Sorgen, Nöte und Fragen, die den Patienten beschäftigen, zuständig und auch offen ist. ↗ Zuständigkeiten 123 ff.

Dazu muss geregelt sein, wer wann zuständig ist und wie der Behandelnde für den Patienten erreichbar ist (Anrufzeiten bei ambulanter Behandlung, bei der stationären Behandlung tägliche Morgenrunde und Sprechstunden, Visite mit der Möglichkeit, Fragen zu stellen). Schafft es der Patient während einer Krankenhausbehandlung aufgrund seiner Symptomatik (Hoffnungslosigkeit, Antriebsminderung, Verlust der Initiative) nicht, den Behandelnden von sich aus anzusprechen, muss dieser ihn aktiv aufsuchen und sich regelmäßig ein Bild von seinem aktuellen Zustand und der erforderlichen Intensität der Unterstützung und Begleitung machen. Auch den Angehörigen gegenüber sollten sich die behandelnden Fachleute zuständig erklären für alle Fragen, die im Rahmen der Erkrankung und ihrer Behandlung auftauchen – selbstverständlich muss vorher mit dem Patienten abgesprochen worden sein, ob er in diesem Fall den Behandler von der Schweigepflicht entbindet.

Wenn der Behandler wegen Krankheit oder Urlaub ausfällt, muss – auch wenn es sich nur um einen Tag handelt – die Vertretung sofort klar geregelt und dem Patienten mitgeteilt werden, etwa mit folgenden Worten: »Herr S. ist leider erkrankt. Ich bin nun in der Zeit, solange er nicht da ist, für Ihre Behandlung zuständig. Bitte kommen Sie nachher in die Sprechstunde, dann werden wir das Weitere absprechen.« Wenn man den Patienten nicht gut kennt, wäre eine Aussage wie »Herr S. ist erkrankt; ich vertrete ihn. Sprechen Sie mich einfach an, wenn Sie Hilfe brauchen« zu unverbindlich. Die transparente Vertretungsregelung gilt insbesondere im stationären Bereich auch für Bezugspersonen. Bevor jemand in den Urlaub geht oder nachdem er krank geworden ist, ist es wichtig, dass der Patient weiß, wer im Vertretungsfall für ihn zuständig und ansprechbar ist.

Insbesondere zu Beginn einer Behandlung kann es immer wieder nötig sein, dem Patienten Orientierung zu geben. Dies ist durch direkte gezielte Hilfe und Rückversicherung möglich.

BEISPIEL → Frau F., 54 Jahre alt, mit starker Antriebsstörung und Initiativlosigkeit, hält sich nur in ihrem Zimmer auf, meist liegt sie auf dem Bett. Das Team hatte ihr erklärt, dass es trotz ihrer Symptome hilfreich wäre, wenn sie an einer einfachen Sitzgymnastikgruppe teilnehmen würde. Die Patientin ist dazu bereit, schafft es aber nicht, allein in den Gruppenraum zu gehen, wo die Gymnastik stattfindet. Das Team überlegt mit ihr, wie eine Hilfe bei dieser Schwierigkeit aussehen könnte, und macht ihr einen konkreten Vorschlag: Die Krankengymnastin wird sie im Zimmer abholen. Nach der ersten Teilnahme sagt Frau F.: »Das hat mir überhaupt nichts gebracht.« Darauf ließe sich antworten: »Frau F., tatsächlich habe ich nicht erwartet, dass sich Ihr Befinden durch die einmalige Teilnahme am Sport verändert. Sie werden aber merken, dass Sie in kurzer Zeit – nach ein oder zwei Wochen – einen Unterschied spüren: Nach der Gymnastik wird es Ihnen ein wenig besser gehen, als wenn Sie auf dem Bett liegen geblieben wären. Auch wenn Sie sich das jetzt noch nicht vorstellen können, wird es so kommen. Ich schlage vor, dass Sie morgen versuchen, selbst in den Gruppenraum zu gehen. Wenn Sie es aus eigener Kraft nicht schaffen, werden wir Sie weiterhin unterstützen, bis es klappt.«

Berufsanfängern fällt es oft schwer, den Patientinnen und Patienten gegenüber klar zu signalisieren, dass sie nun die Verantwortung für die Behandlung übernehmen sollen und dafür auch kompetent genug sind. Hier kann die Arbeit im Team mit erfahrenen Kollegen als Modell und Ratgeber hilfreich sein, ebenso Supervision und Intervision, in denen man bei Unsicherheiten Unterstützung bekommt. Ein profundes professionelles Handwerkszeug ist auf jeden Fall eine sichere Ausgangsbasis.

MERKE → **Von einem schwer depressiven Patienten kann man nicht schon zu Beginn der Behandlung Leistungsfähigkeit und Selbstverantwortung erwarten.**

Patienten und Angehörige berichten oft, dass das klare, zuversichtliche Auftreten der Behandelnden gerade am Anfang und oft nach monatelanger Orientierungslosigkeit sowie der Erfahrung, dass sich keiner zuständig gefühlt habe, sehr hilfreich gewesen sei. Dadurch hätten sie sich gut aufgehoben und wieder sicherer gefühlt und allmählich wieder Hoffnung schöpfen können.

Über die Krankheit und die Behandlung informieren

Den Patienten und seine Angehörigen als »Partner auf Augenhöhe« zu betrachten und kontinuierlich über die Vorgehensweise zu informieren, das sollte als Grundhaltung von Anfang bis Ende der Behandlung selbstverständlich sein. Transparenz gehört zu den Merkmalen erfolgreichen Therapeutenverhaltens. Das heißt auch, dass »der Therapeut das Vorgehen in der Therapie begründet und [...] das Verständnis und Einverständnis des Patienten überprüft« (KUNZ 2014, S. 28). Im folgenden Abschnitt werden beispielhaft einige Möglichkeiten beschrieben, wie man diese Haltung umsetzen kann.

Im ausführlichen Erstgespräch, in dem es um Anzahl, Dauer, Verlauf und Schwere der Symptome ging, bemerken Sie, dass sich der Patient immer schlechter konzentrieren kann. Deshalb entscheiden Sie sich, zum Gesprächsende eine sehr einfache Zusammenfassung zu geben: »Die Symptome, die Sie mir beschrieben haben, sind typisch für eine schwere Depression. Sie sind dadurch momentan sehr beeinträchtigt, aber Ihre Aussicht auf Genesung ist sehr gut. Es stehen uns vielfältige Behandlungsmöglichkeiten zur Verfügung, mit denen wir Ihnen helfen können.«

Die Information über die Erkrankung spielt besonders zu Beginn der Behandlung eine große Rolle. Aber auch während der weiteren Phasen ist es wichtig, sich immer wieder rückzuversichern, ob der Patient das Vorgehen in der Behandlung und die vorgeschlagenen Behandlungsmaßnahmen versteht und ihren Sinn und Zweck erkennt. Zeitnahe Begründungen des Vorgehens, wiederholte Informationen zum Verlauf und zur Prognose sowie Klarstellungen, an welchem Punkt der Therapie man sich gerade befindet, werden häufig nötig und vor allem hilfreich sein.

Es kann vorkommen, dass man die gleiche Information (etwa: »Angemessene Aktivität ist besser als Grübeln«) in mehreren Gesprächen wiederholen muss, bis der Patient zu einem späteren Zeitpunkt aufgrund der eigenen Erfahrung bemerkt, dass diese Aussage auch für ihn zutrifft. In diesem Fall darf man nicht »genervt« reagieren (»Das habe ich doch schon dreimal erklärt«), sondern sollte sich vor Augen führen, dass kein böser Wille, sondern die depressive Symptomatik die Nichtverarbeitung der Information verursacht.

Durch die Vermittlung von Informationen kann man Hoffnung und die Erwartung des Therapieerfolgs aufbauen. Serge SULZ (2001, S. 74) empfiehlt Informationsvermittlung zu folgenden Themen:

- das Wesen der Erkrankung (»Aha, das ist ja schon sehr bekannt!«),
- die Entstehung der Erkrankung (»Jetzt verstehe ich, wie's begann!«),
- die Aufrechterhaltung der Erkrankung (»Deshalb geht's nicht weg!«),
- die Häufigkeit der Erkrankung (»So viele Menschen haben das!«),
- die Therapierbarkeit der Erkrankung (»Es ist ja behandelbar!«),
- die einzusetzenden Interventionen und deren empirische Bewährung (»Da gibt es ja doch wirksame Verfahren zu meiner Behandlung!«).

Eine ökonomische und hilfreiche Möglichkeit, über das Krankheitsbild und seine Behandlung zu informieren, sind psychoedukative Gruppen. Hier erreicht man mehrere Patienten gleichzeitig, das Einbringen eigener Erfahrungen und der Austausch zwischen den Betroffenen ist möglich und erwünscht und das im Einzelgespräch Gesagte kann systematisch vertieft und wiederholt werden. ↗ Psychoedukation, Seiten 95, 143 f.

Ermunterung zur Aktivität und Alltagsstrukturierung

Schon bei der Information der Patientinnen und Patienten zum Krankheitsbild habe ich erwähnt, dass der Aufbau angemessener Aktivitäten eine zentrale Bedeutung in der Depressionsbehandlung einnimmt. Von Beginn der Therapie an werden die Patienten deshalb zu kleinen Aktivitäten ermuntert, und es wird ihnen deutlich gemacht, dass es sich negativ auf ihre Stimmung auswirkt, wenn sie sich in ihre Wohnung oder ihr Zimmer zurückziehen und kaum noch aktiv sind. Wenn man einen depressiven Patienten versucht zu motivieren, leistet das von Martin Hautzinger entwickelte Modell der Depressionsspirale (siehe Abbildung 12) gute Dienste.

ABBILDUNG 12 **Zwei Depressionsspiralen** (angelehnt an HAUTZINGER 2013, S. 96 und 97)

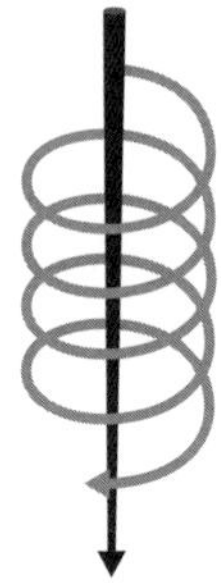
(1) Sie fühlen sich niedergeschlagen und haben keine Lust, etwas zu tun.
(2) Sie haben im Alltag keine positiven Erlebnisse.
(3) Ihre Stimmung wird schlechter und Sie tun nur noch das Nötigste.
(4) Sie haben überhaupt nichts mehr, an dem Sie sich freuen können.
(5) Ihre Stimmung ist auf dem Nullpunkt und Ihnen ist alles zu viel.

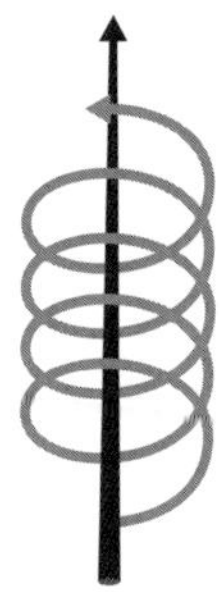
(5) Ihre Stimmung wird immer besser und Sie planen weitere Unternehmungen, die Ihnen Freude machen.
(4) Heute tun Sie außer Ihren Pflichten noch etwas, was Ihnen Spaß macht.
(3) Sie freuen sich über Ihren Erfolg und Ihre Laune wird besser.
(2) Sie raffen sich auf und machen das, was Sie schon lange tun wollten.
(1) Ihre Stimmung ist auf dem Nullpunkt und Ihnen ist alles zu viel.

Die meisten Patienten können aufgrund ihrer Erfahrungen gut nachvollziehen, wie sich durch die Eigendynamik der Symptomatik die Stimmung im Sinne eines Teufelskreises immer weiter verschlechtert, bis man sich schließlich ganz zu Hause »verkriecht«: Durch die Niedergeschlagenheit und Lustlosigkeit unternimmt man weniger, man zieht sich zurück, nimmt an zuvor selbstverständlichen Aktivitäten wie Sport oder VHS-Kurs nicht mehr teil etc.

Im Kontrast zu dieser Negativspirale, die die Verschlechterung der depressiven Symptomatik beschreibt, kann man anhand der aufwärtsgerichteten Spirale zeigen, wie die Patienten in kleinen Schritten aus eigener Kraft die Richtung umkehren können. Etwa mit den Worten: »Trotz der Antriebslosigkeit und der Neigung, sich am liebsten die Decke über den Kopf ziehen zu wollen, können Sie versuchen, wieder kleine Aktivitäten auszuprobieren, auch wenn Sie Ihnen zunächst keinen Spaß machen und Sie sich nicht vorstellen können, dass sich dadurch etwas ändern könnte. Sie werden mit der Zeit merken, dass Ihre Stimmung ein kleines bisschen besser wird, und wenn Sie kontinuierlich weitermachen, wieder kurze Kontakte pflegen und weiter aktiv sind, gerade bei Beschäftigungen, die Ihnen nicht allzu schwerfallen, werden Sie weitere Erfolge sehen.«
Leichte Bewegungen wie Spazierengehen oder eine einfache Morgengymnastik können oft auch stationär behandelte, schwer depressive Patienten durchführen, selbst wenn andere Aktivitäten wie Gespräche und Ergotherapie noch nicht erfolgreich sind. Als sehr hilfreich haben sich auch kalt-warme Wechselduschen zumindest der Beine (oder Wassertreten) am frühen Morgen herausgestellt. Gerade ältere Patienten, bei denen die Hürde zu einem Spaziergang oder zur Teilnahme an der Morgengymnastik zu hoch ist, können oft zu den Wechselduschen (auf der Station) motiviert werden und bemerken dann positiv den belebenden Effekt.

Schlaf

Eine weitere konkrete Empfehlung für den Tagesplan ist, keinen oder nur einen sehr kurzen Mittagsschlaf (10–15 Minuten) einzuplanen, weil sich ein längerer Schlaf oft negativ auf Antrieb und Stimmung auswirkt, manchmal sogar depressionsverstärkend wirken kann; dasselbe gilt für zu langes Schlafen am Morgen. ↗ **Wachtherapie, Seite 91**

Auch bei ambulant behandelten depressiven Patienten ist der Aktivitätenaufbau zentral.

Um frühere Ressourcen im Gespräch wiederzuentdecken, lässt man sich am besten ganz detailliert beschreiben, was der Patient vor der Depression gerne mit welchen Menschen wie gemacht hat, inklusive der dazugehörigen Gefühle. Das allein genügt aber nicht. Ebenso wichtig ist es, mit ihm gemeinsam zu recherchieren, wo er diese Aktivitäten wieder in der Stadt oder Gemeinde umsetzen kann – vorsichtig beginnend und an seiner aktuellen Belastungsfähigkeit orientiert! Dazu muss der Helfer sich vor Ort auskennen oder sich gemeinsam mit dem Patienten kundig machen, beispielsweise wo es passende Sportangebote gibt, bei denen ein Patient mal zur Probe mitmachen kann, wo es einen Treffpunkt mit Kontaktmöglichkeiten gibt, den einsame Menschen besuchen können, oder wo es für spezifische Freizeitinteressen wie Wandern, Malen, Ausstellungsbesuche oder auch bloß zum entspannten Kaffeetrinken geeignete Angebote gibt.

Bei der Zielformulierung ist zu bedenken (ENGELMANN 2012, S. 240), dass die Angebote:

- spezifisch-konkret (mich mehr bewegen),
- messbar (einmal pro Woche schwimmen, einmal walken),
- attraktiv (tut mir gut),
- realistisch (Schwimmbad im Stadtteil; hab mich in der Walkinggruppe meiner Altersgruppe angemeldet) sind sowie
- terminiert werden (die nächsten drei Monate).

Verdeutlichen lässt sich das Zusammenspiel von Aktivität und Stimmung am Beispiel einer nicht depressiven Person.

BEISPIEL → Frau L., die sich das Bein gebrochen hat und dadurch ihre gewohnten Aktivitäten nicht mehr durchführen kann, ist durch den Gips und die Stützen sehr unbeweglich. Vor dem Unfall hat sie jeden Tag mit ihrem Hund morgens und nachmittags große Spaziergänge gemacht, hat dabei oft andere Hundebesitzer getroffen und sich mit ihnen ausgetauscht, manchmal hat sie sogar Kaffee

mit ihnen getrunken. Eine weitere wichtige Freizeitaktivität war ihr Garten, in dem sie jetzt vorläufig überhaupt nicht arbeiten kann. Ihr Sohn hat das Rasenmähen übernommen, allerdings ist Frau L. unzufrieden damit, da er weniger sorgfältig ist als sie. Schließlich spricht sie dies an, was dazu führt, dass der Sohn seinen Einsatz nicht gewürdigt sieht und fortan seine Besuche zeitlich recht begrenzt hält. Das Angebot einer Hundebesitzerin, täglich kurz bei ihr vorbeizukommen, lehnt sie mit dem Argument ab, das habe doch keinen Sinn.

Frau L. erlebt also einen deutlichen Rückgang ihrer Kontakte und kann die vor der Erkrankung für sie angenehmen Aktivitäten nicht mehr ausführen. Betrachtet man ihren Tagesablauf, dann ist ganz offensichtlich, dass sie sowohl weniger direkte Kontakte hat als auch weniger positive Erfahrungen macht als vor dem Beinbruch, wodurch ihre Stimmung zunehmend schlechter wird. Sie gerät zunehmend in die Abwärtsspirale.

Viele Patientinnen und Patienten nennen als Argumente gegen Aktivitäten, dass ihnen keine Aktivität mehr Spaß mache oder dass ihnen nichts einfiele. Hier kann man als Hilfestellung eine gekürzte Form der Liste angenehmer Aktivitäten geben (siehe Hautzinger 2013, S. 105; Pitschel-Walz u. a. 2003, S. 109) und darum bitten, anzukreuzen, was vor der Depression als angenehm empfunden wurde. Die gefundenen Aktivitäten müssen allerdings im Rahmen des Settings und der aktuellen Belastbarkeit durchführbar sein, die Patienten dürfen sich nicht überfordern und sie müssen zu ihren Zielen und Werten passen – dies muss individuell besprochen werden.

Sehr hilfreich ist die Dokumentation in einem »Symptomtagebuch«. Wenn ein Betroffener selbst seine Beschwerden dokumentiert, wird er sensibilisiert für den Zusammenhang zwischen Aktivität und Stimmung, und diese eigene Beobachtung überzeugt ihn stärker als alle Worte des Therapeuten. Außerdem kommt er durch diese Aufgabe zum Handeln! Beispielsweise kann der Patient täglich eine potenziell angenehme Aktivität planen und seine Stimmung vorher und nachher einschätzen (Pitschel-Walz 2003, S. 109 f.).

ABBILDUNG 13 Planung angenehmer Aktivitäten (nach Pitschel-Walz 2003, S. 110)

Datum	Uhrzeit	Aktivität	Mit wem / allein	Stimmung vorher	Stimmung nachher
Montag	8.30–9.00	Spaziergang	Hund	5	4
Dienstag	13.30–14.30	Rasen mähen	allein	4	3
Mittwoch	15.00–16.00	Eis essen	Freundin	4	2
Donnerstag	9.00–11.00	Schwimmen gehen	Schwimmgruppe	3	2
Freitag	18.00–21.00	Kegeln	Kegelclub	4	2
Samstag	15.30–17.30	Besuch beim Bruder	Bruder und Familie	5	3
Sonntag	9.00–11.00	Gottesdienstbesuch	allein	4	2

Stimmungsbeurteilung: 1 = sehr gut, 6 = extrem schlecht

Günstig ist es in der Behandlung, wenn der Patient regelmäßig Wochenpläne (siehe Abbildung 13) mit angenehmen Aktivitäten erstellt und sich an deren Durchführung hält. Man versucht dadurch, ein weiteres Problem der depressiven Symptomatik zu umgehen: Durch die Depression ist nämlich oft die Planungs- und Entscheidungsfähigkeit beeinträchtigt, dadurch kommt es oftmals nicht zum Handeln (»Eigentlich wollte ich spazieren gehen, aber im Moment habe ich keine Lust, vielleicht mache ich es später, das Wetter ist auch so schlecht«). Man kann dem Patienten erklären, dass durch die vorherige Planung Entscheidungsunsicherheiten vermieden werden. Für fast alle Patienten ist es ein ungewöhnlicher Gedanke, dass man Aktivitäten mit dem Ziel der Stimmungsverbesserung planen kann. Die depressive Sichtweise geht häufig davon aus, dass man nichts tun kann, wenn es einem schlecht geht, außer abzuwarten, bis es »von selbst« wieder etwas besser wird. Dieser nicht bewusste Zusammenhang wird durch die Anregung, eine Aktivität durchzuführen, und zwar egal, wie das Befinden ist, umgekehrt und kann mithilfe positiver Erfahrungen korrigiert werden. Haben Patienten

es geschafft, diese Anregung aufzugreifen, berichten sie häufig von einem »Schwellenphänomen«: Vor der Aktivität scheint es fast unmöglich, sie auszuführen; wenn sie sich einmal dazu aufgerafft und die inneren Widerstände überwunden haben, geht es viel leichter als vermutet, und sie fühlen sich besser.
Der Alltag wird durch die vorgegebene und geplante Struktur deutlich leichter, weil diese immer wieder Impulse setzt, Aktivitäten durchzuführen.

MERKE → **Lassen Sie sich durch die skeptische Haltung des Patienten bei der Aktivitätsplanung nicht entmutigen, entwickeln Sie mit ihm individuelle und konkrete Ziele – die nicht zu hoch angesetzt werden dürfen – und halten Sie diese Strategie lange genug geduldig durch.**

Geduld

Eine Depressionsbehandlung kann sich lange hinziehen, sodass sich Helfende von vornherein darauf einstellen sollten, sehr viel Geduld aufbringen zu müssen. Eine depressive Episode kann manchmal viele Monate, manchmal auch 1–2 Jahre dauern, danach aber trotzdem wieder völlig abklingen, selbst wenn die Betroffenen (manchmal auch die Helfer) schon nicht mehr daran geglaubt haben.
Für Patienten, aber auch für uns Helfende ist dies oft schwierig. Sie müssen es aushalten, dass sich die Länge einer depressiven Episode und ihr Verlauf im Einzelfall nicht vorhersagen lässt. Wir können nur statistische Mittelwerte nennen, die aber für den Einzelfall kaum Vorhersagekraft haben.
Der Patient wird also immer wieder fragen: »Wann werde ich wieder gesund sein?« Und die Antwort kann nur immer wieder lauten: »Ich kann Ihnen den Zeitpunkt nicht nennen. Ich kann Ihnen nur sagen, dass Sie wieder gesund werden. Sie sehen selbst vielleicht ja auch schon die positiven Veränderungen im bisherigen Verlauf.« Auf

keinen Fall sollte man sich dazu verleiten lassen, einen zukünftigen Zeitpunkt zu nennen. Da der Verlauf der Depression eine Eigendynamik hat, steht es außerhalb der professionellen Fähigkeiten, den Zeitpunkt bestimmen zu können. Wir können nicht hellsehen.

BEISPIEL → Herr T., 66 Jahre alt, litt an einer schweren wahnhaften Depression und wurde nach einjähriger erfolgloser ambulanter Behandlung zum ersten Mal stationär aufgenommen. Es zeigte sich nach vier Monaten umfassender Kombinationsbehandlung eine Besserung der wahnhaften Gedankengänge und der Stimmung. Der Antrieb war aber weiterhin so schlecht, dass der Patient nur nach Aufforderung dazu zu bewegen war, an den Therapieangeboten teilzunehmen. Er drohte immer wieder, die stationäre Behandlung abzubrechen, und zwar mit dem Argument, er sei schon so lange krank und es gehe ihm ja auch schon besser. Das Behandlungsteam war sich allerdings einig darin, dass sich sein Zustand zu Hause aufgrund des zu erwartenden Rückgangs der Aktivitäten rapide wieder verschlechtern würde – so war es auch jeweils nach den Wochenenden, die der Patient zu Hause »auf der Couch« verbrachte (trotz vorbereitetem Tagesplan mit verschiedenen Aktivitäten).

Bei jeder Visite stellte Herr T. die Frage: »Wann kann ich endlich nach Hause?« – und bekam die oben beschriebene Antwort. Einige Wochen vor Weihnachten änderte er seine Frage: »Aber an Weihnachten kann ich doch bestimmt zu Hause sein?« Schließlich nickten die Behandelnden zustimmend, in der Meinung, dass vermutlich in der verbleibenden Zeit bis Weihnachten die zu erwartende weitere Besserung des Antriebs eintreten würde – neben der schon deutlichen Besserung der anderen Beschwerden.

Herr T. stellte sich darauf ein (noch vier Wochen, noch drei Wochen, noch ...), seine Antriebslage verbesserte sich aber nicht, vielmehr zeigte er verstärkt eine innere Unruhe, die eine Umstellung des Behandlungsplans und der Medikamente erforderlich machte.

Vor Weihnachten war eine schwierige Auseinandersetzung mit Herrn T. über seinen weiteren stationären Aufenthalt zu führen, die nur deshalb ein für alle akzeptables Ende nahm, weil die Angehörigen sehr deutlich Stellung bezogen, dass sie in diesem Zustand größte Bedenken bezüglich seiner Entlassung hätten. Erst im März konnte Herr T. schließlich in deutlich gebesserter Verfassung entlassen werden.

Man sieht an diesem Beispiel, wie sich auch die professionellen Helfer »verrechnen« können bei ihren Prognosen, außerdem wird aber auch deutlich, dass selbst nach langen Episoden plötzlich eine Besserung eintreten kann.

MERKE → Der Verlauf und die Dauer einer depressiven Episode lassen sich im Einzelfall nicht vollständig vorhersagen.

Fallstricke sind:

- die falsche Vorstellung, den Verlauf der Erkrankung vollständig und damit auch deren Dauer vorhersagen zu können,
- grundlegende Zweifel daran zu entwickeln, dass auch sehr schwere und lange andauernde Depressionen wieder aufhören können – was leicht passiert, wenn man den guten Ausgang schwerer Depressionen nicht selbst schon erlebt hat,
- dem Patienten die Schuld am langen Verlauf zu geben oder zu resignieren und aufzugeben, wenn man über einen sehr langen Zeitraum keinerlei Veränderung wahrnimmt,
- bei zähen Verläufen den Rehabilitationsdruck zu erhöhen (»der Patient kann ja nicht ewig hierbleiben«).

Als Berufsanfänger, der noch nicht miterlebt hat, dass auch sehr langwierige und schwere depressive Episoden wieder aufhören (manchmal erst nach Jahren), ist man in Gefahr, den Stillstand in der Behandlung nicht auf die Depression zurückzuführen, sondern auf mangelnde Anstrengung seiner selbst oder des Patienten. Es kann

dann geschehen, dass Patienten zu schnell und zu stark aktiviert werden, weil der Helfer irrtümlich denkt, mehr Anstrengung brächte ein besseres Ergebnis. Oder der Helfer möchte zu einem Zeitpunkt, an dem die ausgeprägte Symptomatik noch alles beherrscht, Konfliktlösestrategien mit dem Patienten erarbeiten oder Problemgespräche führen. All dies belastet den Patienten in der vulnerablen Phase viel zu stark, führt zu einem Gefühl des Unverstandenseins und gefährdet die Behandlung.
Zuweilen ist es beinahe unglaublich, miterleben zu können, wie Patienten nach monatelanger schwerster Depression, in der sie in sich gekehrt und für die Angehörigen wie ein anderer Mensch erschienen, plötzlich »auftauchen« und wieder Interessen und Aktivitäten zeigen können, die man sich nicht mehr hatte vorstellen können. Ein Patient, der viele Wochen sein Bett nur mit Unterstützung des Pflegepersonals verließ, an keiner Therapie teilnahm, dem selbst bei der Körperpflege geholfen werden musste und der die ganze Zeit über klagte und jammerte, zeigte nach einer kurzen Zeit der kontinuierlichen Besserung seine früheren Freizeitaktivitäten wieder, spielte Schlagzeug, traf Freunde, ging wieder in die Stadt zum Bummeln und Einkaufen und erzählte lebhaft witzige Episoden aus seinem Leben.

Humor

Eine humorvolle Haltung gegenüber depressiv erkrankten Menschen gehört zu den höheren Künsten des hilfreichen Umgangs. Das meint natürlich nicht, sich über den Patienten lustig zu machen, sondern ihn ernst zu nehmen und ihm gleichzeitig zu vermitteln, dass manches im Leben leichter geht, wenn man auch über sich selbst mal schmunzeln kann. Eine humorvolle Begegnung erfordert allerdings viel Fingerspitzengefühl dafür, ob der Patient dies schon »verträgt« und versteht.

Bei Patienten mit wahnhafter und schwerer Depression ist ein humorvoller Zugang unpassend.
Die humorvolle Haltung erfordert eine gewisse Gelassenheit und innere Ruhe sowie die Fähigkeit, auch als Behandler über sich selbst lachen zu können und nicht alles ernst und verbissen sehen zu müssen. Durch gemeinsames Lachen kann man Spannung und Druck reduzieren. Ironie, sich über jemanden lustig zu machen und erst recht Zynismus sind damit selbstverständlich nicht gemeint. Auch bei schambesetzten Themen kann ein Lachen schnell als Auslachen empfunden werden.

BEISPIEL → Herr T. stellte nach Weihnachten seine Frage nach der Entlassung nicht mehr. Darauf angesprochen, sagte er, dass er die Antwort ja schon wisse. Kurz vor der geplanten Entlassung im März sagte der behandelnde Arzt auf der Visite: »Herr T., wenn Sie heute Ihre Frage stellen würden, könnte ich Ihnen eine Antwort geben.«
Zu diesem Zeitpunkt war die Situation schon so entspannt, dass alle gemeinsam darüber lachen konnten.

Stets gegenwärtig: Suizidalität

Das Thema »Suizidalität« spielt zu Beginn, im Verlauf und nicht selten auch gegen Ende der Behandlung schwerer Depressionen eine zentrale Rolle. Sowohl das Erkennen der Suizidalität als auch der hilfreiche Umgang damit sind Thema des folgenden Kapitels.

Suizidalität erkennen und abklären

Suizidalität gehört zu den bedrohlichsten Symptomen einer depressiven Erkrankung. Gefühle der Ausweglosigkeit, Hoffnungslosigkeit, der eigenen Wertlosigkeit und eine tiefe Verzweiflung können das Erleben und das Denken eines Patienten so stark einengen, dass er keinen anderen Ausweg mehr sieht, als seinem Leben ein Ende zu setzen. Diese Gefahr ist bei einer depressiven Erkrankung immer gegeben: Die Mortalität durch Suizid liegt für alle Depressiven bei 4 Prozent und für Patienten mit einer schweren Depression bei bis zu 15 Prozent (Wolfersdorf 2014, S. 724). Grundsätzlich steigt das Suizidrisiko depressiver Patienten mit zunehmender Symptomschwere an. Manfred Wolfersdorf schätzt, dass die Depression (neben der Alkoholerkrankung und schizophrenen Psychosen) die psychische Erkrankung mit dem höchsten Suizidrisiko ist. Daher ist es unabdingbar, während der Depressionsbehandlung immer wieder auch das Suizidrisiko zu bedenken und diesbezüglich besonders wachsam zu sein.

Eine einheitliche und allseits anerkannte Definition von Suizidalität gibt es bisher nicht. Bernd LEHLE und Kollegen (1998) beschreiben die Suizidalität als »Summe derjenigen Denk- und Verhaltensweisen eines Menschen, die selbstdestruktiven Charakter haben können und das eigene Versterben direkt oder indirekt in Kauf nehmen sowie aktiv oder durch Unterlassung anstreben«. Dabei lassen sich verschiedene Ausprägungen mit unterschiedlichem Handlungsdruck unterscheiden: Ruhe- und Todeswünsche, Suizidideen, konkrete Suizidabsichten mit drängendem Handlungsdruck, Suizidversuch und erfolgter Suizid.

Wenn sich im Gespräch zeigt, dass ein Patient möglicherweise suizidgefährdet ist, muss der Helfer zu einer Einschätzung der aktuellen Gefährdung kommen, um auf dieser Grundlage über das weitere Vorgehen (Krisenintervention, stationäre Behandlung, besondere Sicherungsmaßnahmen) entscheiden zu können. Dazu gehört zunächst das unmittelbare Ansprechen möglicher Suizidideen oder -absichten, etwa: »Sie wirken auf mich ganz hoffnungslos und verzweifelt – denken Sie daran, sich das Leben zu nehmen?«

Tobias TEISMANN und Wolfram DORRMANN (2014, S. 32–41) empfehlen, wenn der Patient diese Frage bejaht, Art und Ausmaß der Suizidgedanken und eventueller suizidaler Verhaltensweisen abzuklären, nach den Suizidmotiven (etwa Hoffnungslosigkeit, soziale Isolation, Furchtlosigkeit), aber auch nach protektiven Faktoren zu fragen und dann das Suizidrisiko zu bestimmen. Sie betonen aber gleichzeitig, dass ein Suizid im Einzelfall nicht sicher vorhergesagt werden kann, dessen sollten sich psychiatrisch Tätige bewusst sein, ohne in eine resignativ-passive Haltung im Umgang mit suizidalen Patienten zu verfallen (siehe auch EINK/HALTENHOF 2009, S. 46).

Das Sprechen über Suizidalität ist für alle Beteiligten emotional belastend. Berufsanfänger tun sich oft schwer damit, konkret nachzufragen, wenn der Patient sich unklar ausdrückt oder das Thema umgehen möchte. Gerade darin zeigt sich aber die professionelle

Kompetenz, dass man den Patienten auch mit seiner verzweifelten und hoffnungslosen Seite ernst nimmt, auch nicht Ausgesprochenes behutsam erfragt und ihm signalisiert, dass man bereit ist, die depressive Symptomatik und die suizidale Krise mit ihm durchzustehen. Hilfreich ist es, dabei ein Raster von Indikatoren im Hinterkopf zu haben (nach Bronisch/Hegerl 2011, S. 1487):

- Der Patient distanziert sich nicht von Suizidideen/Suizidversuch, auch nicht nach einem ausführlichen Gespräch,
- erlebt drängende Suizidgedanken,
- wirkt ausgesprochen hoffnungslos,
- hat keine Zukunftsperspektive,
- ist sozial isoliert, hat sich verstärkt zurückgezogen,
- hat den Konflikt, der zu Suizidideen oder zum Suizidversuch führte, nicht gelöst,
- reagiert ausgesprochen gereizt/aggressiv oder ist agitiert, ein tragfähiges Gespräch kommt nicht zustande,
- hat schwere depressive Verstimmungen eventuell mit depressiven Wahnideen.

Eine empathische Grundhaltung, die auch die Akzeptanz suizidaler Gedanken als Ausdruck seelischer Not umfasst, ist die Voraussetzung für das offene, direkte, ausführliche, ernsthafte und einfühlsame Fragen des Betroffenen. ↗ Grundhaltung, Seite 42 ff.

Formulierungshilfen zur Abklärung von Suizidalität (leicht verändert nach Althaus u.a. 2005):

- Gibt es in Ihrer derzeitigen schwierigen Situation auch Gedanken an den Tod?
- Was genau meinen Sie damit, dass das Totsein besser wäre?
- Denken Sie dabei auch daran, sich das Leben zu nehmen?
- An was denken Sie genau, wenn Sie sagen, Sie könnten sich umbringen?
- Haben Sie sich die Medikamente (andere Mittel ...) schon besorgt?

- Wie oft und wie ausführlich kommen die Gedanken an den Suizid?
- Haben Sie darüber schon mit jemandem gesprochen?
- Haben Sie schon einmal versucht, sich das Leben zu nehmen?
- Gibt es denn auch Dinge, die Sie noch am Leben halten?

Je nach Ausmaß des Suizidrisikos müssen dann verschiedene Strategien angewandt werden, um den Patienten zu schützen und das Risiko vermindern zu helfen.

MERKE → Das offene und verständnisvolle Ansprechen von Suizidalität führt *nicht* zu entsprechenden Handlungen oder Gedanken. Im Verlauf der Behandlung kann akute Suizidgefährdung immer wieder auftreten – ihr Erkennen und der hilfreiche Umgang damit sind notwendige Bestandteile einer professionellen Depressionsbehandlung.

Helfende Grundhaltung bei suizidalen Patienten

Ist ein depressiver Patient, den man ambulant oder stationär behandelt bzw. mitbetreut, akut suizidal, sind einige der bereits beschriebenen Einstellungen und Verhaltensweisen hilfreich, nämlich: Empathie, Wertschätzung, Geduld sowie Zeit zu haben. Sie müssen aber durch eindeutige Absprachen und eine Verdichtung des Beziehungsangebotes ergänzt werden.
Allgemeine Empfehlungen (Althaus u.a. 2005) zum Umgang mit suizidalen depressiven Menschen sind:

- Suizidankündigungen ernst nehmen,
- Suizidalität offen ansprechen,
- Bagatellisierung oder Dramatisierung vermeiden,
- vertrauensvolle Gesprächsatmosphäre schaffen,
- Hoffnung vermitteln,
- feste Vereinbarungen treffen,
- hohe Beziehungsdichte sichern (engmaschige Betreuung).

Beispiele für die Bagatellisierung einer suizidalen Äußerung wären die häufig von Laien gemachte Aussage: »Wer darüber redet, macht es nicht.« Oder die Überlegung eines Helfers: »Solange er mit mir über seine Suizidgedanken spricht, setzt er sie nicht um, wir sind im guten Kontakt.« Ein Beispiel für eine Dramatisierung wäre, einen Patienten direkt in eine psychiatrische Klinik zu bringen, wenn er »lebensmüde« Gedanken äußert, statt abzuklären, wie konkret und drängend sie sind, und herauszufinden, ob er absprachefähig ist.

Hilfreiche Handlungsstrategien

Beim Umgang mit akut suizidalen depressiven Patienten kann man sich an Erfahrungen aus der Krisen- und Notfallintervention orientieren (Rupp 2013, S. 67 ff.): Die spezifische Hilfe muss wie bei einer Krisenintervention unverzüglich einsetzen, sie beschränkt sich auf das Ziel, die akute Gefährdung zu verändern, und nutzt dafür alle Möglichkeiten. Sie ist auf jene Zeit begrenzt, während der die Gefährdung vorhanden ist. Innerhalb dieser mit dem Patienten auch so benannten »krisenhaften Zeit« gelten die nun besprochenen Krisenstrategien, danach wird auf der Basis der hilfreichen Grundhaltung und der Behandlungsstrategien weitergearbeitet. ↗ Grundhaltung, Seite 42 ff.

Die wichtigsten Strategien, die bei Kriseninterventionen bei depressiven Patienten hilfreich eingesetzt werden können, sind: Schützen, Entlasten und Stützen (Eink/Haltenhof 2009, S. 77–87). Zusätzlich muss bei jedem Kontakt mit einem akut suizidalen Patienten die Entscheidung über das weitere Vorgehen gefällt werden: Kann die Krisenintervention beendet, muss sie weitergeführt oder muss eine umfassendere Hilfe veranlasst werden?

Konkretes Handeln: rasch, pragmatisch, zeitlich begrenzt

Wird der suizidale Zustand des Patienten akuter (sein Handlungsdruck größer), dann geht es darum, die akute Lebensgefährdung zu reduzieren. Hier muss der Behandler rasch und unverzüglich handeln. Suizidalität hat immer höchste Priorität, sie ist ein medizinischer Notfall.

Wenn der ärztliche oder psychotherapeutische Behandler beispielsweise von Pflegemitarbeitern im therapeutischen Team auf die mögliche akute suizidale Gefährdung eines Patienten hingewiesen wird, muss diese Abklärung vor allen anderen Arbeiten durchgeführt werden. Oder: Wenn der Anruf eines verzweifelten Patienten zu ungelegener Zeit kommt, dann muss dennoch alles andere zurückgestellt werden, um sich zunächst der Klärung seiner akuten Situation zu widmen.

BEISPIEL → Bei Herrn R., einem alleinstehenden älteren Mann, fällt dem Mitarbeiter des Betreuten Wohnens schon einige Wochen lang eine Verschlechterung des Zustandes auf, zu der auch der Wunsch nach Ruhe und »morgens nicht mehr aufwachen zu wollen« gehören. Bisher war Herr R. absprachefähig und konnte täglich versichern, sich bei Verschlechterung seines Befindens telefonisch zu melden. Als der Mitarbeiter morgens wieder an der Wohnungstür klingelt, wird er erst nach einiger Zeit hineingelassen. Herr R. war nicht aufgestanden und berichtet nun, dass er kaum geschlafen habe in der Nacht, er habe starke Unruhezustände verspürt und Impulse gehabt, die Wohnung zu verlassen, um sich vor einen Zug zu werfen. Nur der Gedanke an Gott und sein Glaube hätten ihn von diesem Schritt zurückgehalten. Der Pflegemitarbeiter schätzt ihn als akut gefährdet ein.

Der Krankenpfleger spricht offen an, wie sehr ihm die aktuelle Entwicklung Sorgen bereite und dass nun zum besseren Schutz des Patienten etwas unternommen werden müsse. Er ruft beim Facharzt an, kündigt das gemeinsame Kommen an und begleitet

Herrn R. dorthin. Gleichzeitig muss der Pfleger Vertretungen für die anderen Patienten organisieren, die er nach seinem Dienstplan wegen der aktuellen Krisenintervention nicht besuchen kann. Während der Wartezeit bleibt er an der Seite von Herrn R., bis beide mit dem Facharzt sprechen können. Dabei ergänzt der Pfleger die Schilderung durch seinen eigenen Eindruck.

Das rasche Handeln ist auch wichtig im Gespräch mit einem Patienten, den man nach einem Suizidversuch zur Weiterbehandlung überwiesen bekommt. »Nur bei rascher Kontaktaufnahme gelingt es, den Betroffenen in einer Verfassung anzusprechen, in der er noch am ehesten bereit ist, über Probleme und Konflikte zu reden, die ihn zur suizidalen Krise geführt haben« (EINK/HALTENHOF 2009, S. 72). Nutzt man diese ersten Stunden nicht direkt zu einem ausführlichen Gespräch, passiert es häufig, dass der Patient sich verschließt und den Suizidversuch bagatellisiert oder verdrängt.

Das geforderte pragmatische Handeln beinhaltet auch, dass man sich vor allem daran orientiert, was dem Patienten selbst konkret Hilfe bringt, und nicht von grundsätzlichen Überlegungen ausgeht.

Kriseninterventionen sind zeitlich begrenzte Maßnahmen. So, wie man ihren Beginn und die besonderen Regeln, die sie mit sich bringen, mit dem Patienten bespricht, sollte man es auch tun, wenn sie nicht mehr nötig sind. »Ich habe den Eindruck, dass Sie die akute Krise, in der Sie sich letzte Woche befunden haben, zu einem großen Teil gemeistert haben. Ich kann mir vorstellen, dass Sie nun mit etwas weniger Kontakt auskommen. Was meinen Sie?«

MERKE → **Suizidale Äußerungen oder ein Suizidversuch sind Ausdruck extremer Not; Helfende müssen bereit sein, verständnisvoll darauf einzugehen und die tiefe Verzweiflung auszuhalten. Nach dem Erkennen akuter Suizidalität müssen die gebotenen Konsequenzen zum Schutz des Patienten unverzüglich eingeleitet werden.**

Ziele: Schützen, Entlasten, Stützen

Der Umfang der erforderlichen Schutzmaßnahmen hängt vom Ausmaß der aktuellen Gefährdung ab. Hier sind, entsprechend den Typen von Suizidalität mit ihrem je unterschiedlichen Handlungsdruck, verschiedene, abgestufte Maßnahmen möglich. Die notwendigen äußeren Schutzmaßnahmen müssen auf der Basis der therapeutischen Beziehung entschieden werden.

Schützen

Manfred Wolfersdorf (2014, S. 730) prägte für diese Qualität des therapeutisch-pflegerischen Kontakts den Begriff der »sichernden Fürsorge«. Er meint damit entweder die engmaschige Begleitung des gefährdeten Patienten im Rahmen einer ambulanten Therapie durch eine positiv erlebte Bezugsperson oder aber im stationären Rahmen durch »engmaschige bzw. Einzelbetreuung, Kontaktdichte und gemeinsame Aktivität je nach Handlungsdruck, Weglaufgefahr, Psychopathologie (bei Weglaufgefahr geschlossene Station, Sichtkontakt, Sitzwache)«. Der Patient soll wissen, dass er bei Tag und bei Nacht jemanden ansprechen kann. Der ambulante Therapeut kann beispielsweise einige Sicherungsmaßnahmen einbauen: Er teilt zum Beispiel dem Patienten für den Notfall seine Telefonnummer mit. Zusätzlich kann er mit ihm »Notfallkarten« (Schramm 2010, S. 229) erarbeiten, auf denen steht, was der Patient beim Auftauchen suizidaler Gedanken tun kann (etwa einen Freund oder den Therapeuten anrufen, ein Benzodiazepin einnehmen etc.). Wichtig ist auch, nach Absprache mit dem Betroffenen die Angehörigen einzubeziehen.

Bei suizidalen tagesklinischen Patienten muss man sorgfältig abwägen, ob sie vorübergehend stationär aufgenommen werden sollen, oder man muss, wie mit den ambulanten Patienten, Krisenpläne mit ihnen erarbeiten, die ihnen an den Abenden und am Wochenende mehr Schutz geben.

Auch mit gefährdeten Patienten, die sich in stationärer Behandlung befinden, wird klar abgesprochen, wie sie bei krisenhafter Zuspitzung reagieren und wen sie im Notfall ansprechen können. Im Behandlungsteam müssen alle, auch die Mitarbeiter der ergänzenden Dienste wie Ergotherapie und Krankengymnastik, mit denen der Patient Kontakt hat, über die Suizidalität informiert sein. Dienstliche Abläufe im Rahmen eines Notfalls müssen klar festgelegt werden, beispielsweise wenn der Patient seine Bezugspflegerin anspricht, seine Suizidgedanken seien nun so stark, er könne nicht mehr garantieren, die bisherigen Absprachen einzuhalten. Dann muss der Patient auf jeden Fall weiterhin geschützt werden, bis der (diensthabende) Arzt da ist und abklärt, welche weiteren Maßnahmen erforderlich sind.

Bei ausgeprägten Tagesschwankungen ist zu berücksichtigen, dass man nachmittags oder abends fälschlicherweise den Eindruck gewinnen kann, die Gefahr sei vorüber, dass aber suizidale Impulse vor allem nachts und am frühen Morgen besonders stark sein können. Dasselbe gilt für die oft tageweise starken Schwankungen gegen Ende der Behandlung. Eine zusätzliche Medikation kann schützend gegen Unruhe, innere Angespanntheit oder eingeengte Gedankengänge eingesetzt werden. Im ambulanten Behandlungsrahmen muss (auch bei der Grundmedikation) darauf geachtet werden, dass dem gefährdeten Patienten potenziell toxische Medikamente allenfalls in kleinen Dosen zur Verfügung gestellt werden. Grundsätzlich muss im Einzelfall geprüft werden, ob die Indikation für Lithium als Rezidivprophylaxe gegeben ist – Lithium führt zu einer signifikanten Reduktion von Suiziden und Suizidversuchen bei unipolaren und bipolaren affektiven Störungen (Teismann/Dorrmann 2014, S. 78; Berger u. a. 2014, S. 430). ↗ Medikamente, Seite 85 ff.

In jedem Setting muss gewährleistet sein, dass potenzielle Suizidmittel nach Möglichkeit beseitigt werden (wie gesammelte Medikamente und waffenartige Gegenstände zu Hause, scharfe Gegenstände oder Gürtel in der Klinik). Die rasche Verfügbarkeit von Möglichkeiten erhöht die Gefahr erheblich und jede Erhöhung der Schwelle kann suizidverhindernd sein – das landläufige Argument »Dann nimmt der halt was anderes« trifft so allgemein nicht zu. Die Entscheidung, wie stark man die persönlichen Dinge des Patienten kontrolliert und ihm tendenziell gefährliche Gegenstände wegnimmt, ist unter Umständen eine schwierige Abwägung zwischen dem Respekt vor seiner Autonomie und dem fürsorglichen Schutz ihm gegenüber. Nicht ganz selten kommt es vor, dass zum Beispiel ein wahnhaft depressiver Patient nicht krankheitseinsichtig und zudem akut suizidgefährdet ist. Ist der Patient nicht einwilligungsfähig (siehe Nedopil 2014b, S. 164 ff.), kann es erforderlich sein, auch gegen seinen Willen nach dem Unterbringungsgesetz bzw. nach dem jeweiligen Psychisch-Kranken-Gesetz (PsychKG) eine Unterbringung und Behandlung auf der Grundlage einer richterlichen Entscheidung in der Klinik zu veranlassen. Diese Maßnahmen können eine Belastung für eine vorher bestehende psychiatrisch-psychotherapeutische Beziehung darstellen, trotzdem müssen sie manchmal ergriffen werden.

LITERATUR → Zwangsmaßnahmen unterliegen strengen rechtlichen Vorgaben und müssen zudem nach den von Experten erarbeiteten Regeln durchgeführt werden. Zur Rechtslage siehe Nedopil (2014a, S. 129 ff.): Betreuungs- und Unterbringungsrecht.

Als Behandler fühlt man sich im Umgang mit akut suizidalen Patienten oft wie auf einer Gratwanderung: »Wie viel Schutz muss ich dem Patienten geben, wie viel Freiheit und Eigenverantwortung kann ich ihm lassen?«, fragt man sich im Verlauf immer wieder. »Erneut sei daher betont, dass Sicherung durch Beziehung – wann immer möglich und bei sorgfältiger Prüfung verantwortbar – Vorrang vor mechanischen und medikamentösen Schutzmaßnahmen hat« (Eink/Haltenhof 2009, S. 80). Die Autoren betonen auch, dass im therapeutischen Alltag ein gewisser Ermessensspielraum besteht, der »es nicht nur erlaubt, sondern immer wieder erfordert, unter therapeutischen Gesichtspunkten sorgfältig kalkulierte Risiken einzugehen«. Solche Entscheidungen setzen jedoch hinreichende

Erfahrung voraus und müssen gleichwohl gut begründet und dokumentiert werden.

Wenn ein therapeutisches Team den depressiven suizidalen Patienten behandelt, muss eindeutig festgelegt sein, wer wann und in welchen Bereichen für ihn zuständig ist (der behandelnde Therapeut, die Bezugspflegerin) und wie die Aufgaben zwischen den Mitarbeitern verteilt werden (der Therapeut klärt die aktuelle Suizidalität täglich ab, die Bezugspflegerin hält kontinuierlich den Kontakt aufrecht, bietet dem Patienten überschaubare Ablenkungen an und ist im Notfall immer ansprechbar). Vor Urlaub, mehreren freien Tagen und im Krankheitsfall unverzüglich müssen sich die Vertretungen dem Patienten vorstellen und für die Kontinuität der Behandlung sorgen.

Sehr wichtig ist auch die sorgfältige Dokumentation der akuten Gefährdung. In Kliniken ist es meist geregelt, wie akute Suizidalität im Dokumentationssystem gekennzeichnet wird. Manche Einrichtungen vermerken auch eine erhöhte »Basissuizidalität« in der Dokumentation – wenn bei Patienten besondere Risikofaktoren vorliegen, erfahren sie erhöhte Aufmerksamkeit, auch wenn keine akute Suizidgefährdung zu erkennen ist.

Mitglieder eines therapeutischen Teams haben den Vorteil, dass sie sich über ihren Eindruck vom Patienten austauschen und sich darüber mehr Sicherheit verschaffen können. Wer an die Grenze seiner Belastungsfähigkeit stößt, kann in Absprache mit den Kollegen Verantwortung abgeben und sich dem gefährdeten Patienten gegenüber etwas zurückhalten, sofern sich die anderen stärker engagieren.

Allein arbeitende Therapeuten haben diese Entlastungsmöglichkeit nicht, sie können sich unterstützende Hilfe in der Supervision suchen.

Entlasten

Die suizidale Zuspitzung bringt es meist mit sich, dass dem Patienten erneut die Krankenrolle zugeschrieben wird, auch wenn er zwischenzeitlich schon wieder mehr Eigenverantwortung übernommen hatte. Das hat zur Folge, dass der suizidale Patient explizit von äußeren Verpflichtungen und Verantwortung entlastet wird. Dies setzt einen besonderen Akzent: statt Aktivitätsaufbau Entlastung, statt Aufbau von Kontakten Schutz und Schonung. So sollte mit dem Betroffenen abgesprochen werden, wie viel Kontakt und wie viele Besucher er verträgt. Manfred WOLFERSDORF (2014, S. 730) empfiehlt »keine Besuche durch Konfliktpartner vorerst, [sondern] nur [...] positiv erlebte Personen«. Hier braucht der Betroffene oft Unterstützung vom therapeutischen Team, weil er selbst nicht in der Lage ist, den Angehörigen gegenüber die abgesprochenen Regeln zu vertreten. Man kann dieses Gespräch auch nutzen, um die Angehörigen über die aktuelle Krisenbehandlung zu informieren, nachdem man das Einverständnis des Patienten eingeholt hat. ↗ Schützen, Seite 75 ff.

Neben der Entlastung durch diese äußeren Rahmenbedingungen stellt es für den Patienten eine Entlastung dar, wenn der Behandelnde ihm empathisch, wertschätzend und ohne Zeitdruck zuhört und ihn in seinen verzweifelten Gefühlen ernst nimmt. Wichtig wird es auch sein, eventuelle Schuldgefühle wegen der Zustandsverschlechterung wahrzunehmen, sie zu besprechen und den Patienten davon zu entlasten.

Stützen

Das Stützen des belasteten Patienten kann ähnlich geschehen, wie es in der Grundhaltung »Hoffnung vermitteln« beschrieben worden ist. »Wir sollten ihm deutlich machen, dass wir uns mit seinen lebensbejahenden Anteilen, die sich neben den selbstdestruktiven Kräften bei den allermeisten suizidgefährdeten Menschen auch aufspüren lassen, verbünden wollen, ohne die Probleme seiner aktuellen Situation zu bagatellisieren« (EINK/HALTENHOF 2009, S. 85).

Man kann einerseits mit dem Patienten Lösungen für die vorhandenen Probleme suchen, andererseits aber auch seinen Blick auf Bindungen, die er zum Leben verspürt, lenken. Dies können Bindungen innerhalb der Familie sein, religiöse Bindungen, partnerschaftliche

Bindungen, aber auch das Wiedererkennen der eigenen Wertigkeit, der eigenen positiven Eigenschaften und das Erinnern guter Erfahrungen. Auch hier geht es gleichwohl nicht um das »Einreden« positiver Lebensaspekte. Eher stellt dies einen Versuch dar, bei vollem Verständnis für die Nöte des Patienten gleichzeitig die andere Seite des Lebens in Erinnerung zu rufen und in den Fokus seiner Aufmerksamkeit zu rücken.
Die tiefere Erarbeitung von Hintergründen der Suizidalität und geeignete Lösungsmöglichkeiten können erst nach einer ausreichenden Stabilisierung des Patienten im weiteren Verlauf stattfinden.

MERKE → **Suizidale Patienten sollte man nicht überfordern, indem man sie zu früh (also vor ausreichender Stabilisierung) mit äußeren Belastungen im Zusammenhang mit der suizidalen Krise konfrontiert.**

Das weitere Vorgehen entscheiden

Wird eine akute Gefährdung festgestellt, geht es im Krisengespräch immer auch um das weitere Vorgehen: Kann die suizidale Zuspitzung im bisherigen Behandlungsrahmen mithilfe einer Intensivierung der Schutzmaßnahmen und weiterer Absprachen, an die der Patient sich halten kann, aufgefangen werden? Oder ist eine Veränderung des Behandlungsrahmens erforderlich? Im ambulanten Kontext könnte es möglich sein, dass der Patient sich noch im Krisengespräch von akuten Suizidgedanken distanzieren kann, weil man ihm zusätzliche Hilfen und Entlastung anbietet – beispielsweise mithilfe stützender Medikation, dichten therapeutischen Terminen, der durchgehenden Erreichbarkeit des Therapeuten oder der Unterstützung eines Angehörigen. Es kann aber auch sein, dass der Patient nicht mehr absprachefähig ist und dass seine Aufnahme in einer stationär-psychiatrischen Behandlung (notfalls auch gegen seinen Willen) erforderlich ist.

Wird die akute Gefährdung im stationären Rahmen deutlich, können zusätzliche schützende Maßnahmen (Ausgangsregelung, Medikamente, Schichtbezug des Pflegedienstes mit ständigem Sichtkontakt, dichte therapeutische Gespräche) bis hin zu einer Verlegung auf eine geschlossene Station (ggf. auch gegen den Willen) notwendig sein.

Wer während der stationären Behandlung in einem Gespräch den Patienten als gefährdet einschätzt und über das weitere Vorgehen mit ihm sprechen will, kann beispielsweise so intervenieren:

BEISPIEL →

T.: »Ich mache mir Sorgen um Sie, weil Sie auf mich so hoffnungslos und verzweifelt wirken. Wir möchten in dieser schwierigen Phase stärker noch als sonst alles tun, womit wir Sie unterstützen können und was Sie schützt. Ich werde ab heute jeden Morgen nach der Morgenrunde kurz mit Ihnen sprechen und gebe Ihnen jeden Tag einen Gesprächstermin direkt nach dem Mittagessen. Wir werden also mehr Kontakt haben als sonst und auch mehr Zeit, um Lösungen für Ihre Sorgen zu finden. Auch mit Ihrer Bezugspflegerin werden Sie jetzt täglich feste Kontakte haben. Zusätzlich möchten wir Sie durch ein Medikament, das Ihnen etwas mehr Ruhe gibt, entlasten.«

P.: »Darf ich denn weiterhin meine Spaziergänge machen?«

T.: »Ich würde vorschlagen, dass wir das in unserem Kontakt am Morgen täglich absprechen. Je nachdem, wie es Ihnen geht, wie Sie sich einschätzen und wie mein Eindruck von Ihnen ist, werden wir das entscheiden. Der Spaziergang tut Ihnen gut, gleichzeitig möchten wir Sie in dieser schwierigen Zeit aber auch schützen und kein unnötiges Risiko eingehen. An Tagen, an denen Sie nicht allein gehen sollten, kann Sie vielleicht jemand begleiten.«

Äußert ein Patient im Gespräch Suizidgedanken, muss der jeweilige Gesprächspartner entscheiden, ob er der Richtige für die weitere

Bewältigung der Krise und für die Entscheidungen ist, die nun anstehen. Krankenpflegerinnen und -pfleger müssen im ambulanten und stationären Arbeitsfeld den Arzt bzw. Oberarzt informieren und ihm die Gefährdung deutlich machen; er muss dann die notwendigen Entscheidungen fällen. Das Gleiche gilt für ambulante Ergotherapeuten. Hausärzte müssen entscheiden, ob sie die Behandlung in die Hände eines Spezialisten legen, der über mehr Zeit verfügt und in Krisenintervention geschult ist. Psychologische Psychotherapeuten müssen wegen der eventuellen medikamentösen Mitbehandlung einen Facharzt einschalten. Selbstverständlich muss es sein, dass die primären Gesprächspartner Sorge und Verantwortung dafür tragen, dass der gefährdete Patient beim letztlich zuständigen Behandler »heil« ankommt. ↗ Schnittstellen, Seite 134

Wer sich durch die Verzweiflung des Patienten angesteckt fühlt und selbst keinen Ausweg mehr sieht, muss unter Mithilfe von Super- oder Intervision versuchen, wieder Behandlungsperspektiven zu erkennen, um die Hoffnungslosigkeit des Patienten nicht zu verstärken. Erkennt man die eigene Überforderung und weiß, dass man nicht mehr hilfreich sein kann, sollte man die Verantwortung an einen geeigneteren Behandler abgeben.

Eine Patientin sagte einmal nach einer gemeinsam durchgestandenen suizidalen Krise: »Das Gefühl war wohltuend, dass Sie auch diese dunklen Gedanken mit mir getragen haben, ich fühlte mich nicht mehr ganz so verlassen und alleine.«

Hilfreiche Behandlungsangebote und -strategien

Neben der helfenden Grundhaltung kommen in der Depressionsbehandlung spezifische, methodisch fundierte Behandlungsansätze zur Anwendung (Rahn/Mahnkopf 2005, S. 341–405). Aus verschiedenen empirisch abgesicherten Verfahren möchte ich nun Techniken und Vorgehensweisen, kombiniert mit Erfahrungen aus der klinischen Praxis, beschreiben.

Kombinationsbehandlung

Bei der Behandlung der Depression sind Medikamente und Psychotherapie die wichtigsten und wirksamsten Behandlungsmethoden. Oft kommen sie kombiniert zum Einsatz, was die klare Konsequenz aus dem zuvor beschriebenen Krankheitsmodell ist. Es lassen sich drei Formen der Kombinationsbehandlung unterscheiden (nach Laux 2011, S. 401):

- gleichzeitige Anwendung beider Behandlungsformen,
- zusätzliche Einführung der einen oder anderen Behandlungsform bei Nicht- bzw. geringer Effektivität einer vorherigen Behandlungsform,
- Psychotherapie nach Pharmakotherapie in der Akutbehandlungsphase.

Bei *leichten* und *mittelschweren Depressionen* ist die Wirksamkeit von Psychotherapie und Antidepressiva ungefähr vergleichbar (bei einem etwas länger dauernden Eintritt der Wirkung bei Psychotherapie), sodass eine alleinige medikamentöse Behandlung durch den Hausarzt/Facharzt oder eine alleinige psychotherapeutische Behandlung durch einen psychologischen Psychotherapeuten erfolgen kann. Man kann sich dabei an die Sichtweise des Patienten hinsichtlich der Entstehung seiner Erkrankung und deren Behandelbarkeit anpassen. Wenn Patienten mit mittelgradigen Depressionen Medikation wünschen, sollte man dem folgen, ebenso kann man, wenn Patienten mit leichter Depression Medikamente ablehnen, sie psychotherapeutisch behandeln (BERGER u.a. 2014, S. 417).

Bei *schweren Depressionen* und depressiven Krankheitsbildern, bei denen über viele Monate mit einem bestimmten Behandlungsverfahren keine Änderung des Zustandsbildes erreicht worden ist, ist in der Regel eine Kombination von medikamentöser Behandlung und Psychotherapie indiziert und wirksamer (SCHRAMM 2010, S. 36; BERGER u.a. 2014, S. 419). Bei schweren Depressionen schaffen Medikamente oft erst die Voraussetzung dafür, dass der Patient im Rahmen der Psychotherapie aktiv mitarbeiten kann. Bei schweren melancholischen Depressionen, mit oder ohne psychotische Inhalte, muss man auf einer antidepressiven Medikation insistieren.

Die empirisch belegte Überlegenheit einer Kombinationstherapie (versus reine Pharmako- oder reine Psychotherapie) ist derzeit nur für die Therapie chronisch depressiver Patienten gegeben. Vieles weist darauf hin, dass die Kombinationsbehandlung besonders im Langzeitverlauf einer Einzelbehandlung überlegen ist, hier vor allem bei komplexen, schwer zu behandelnden depressiven Störungen (BERGER u.a. 2014, S. 419).

MERKE → **In der Depressionsbehandlung unterscheidet man die Akuttherapie von der Erhaltungstherapie und der Rezidivprophylaxe. Medikamentöse und psychotherapeutische Behandlungsangebote werden für diese verschiedenen Erkrankungsphasen stetig weiterentwickelt.**

Die Patientinnen und Patienten sollten sorgfältig über die Vor- und Nachteile der medikamentösen und der psychotherapeutischen Behandlung sowie der Kombination beider Verfahren gemäß dem aktuellen Forschungsstand aufgeklärt und beraten werden. Dies wird oft trotz klar vorgegebener rechtlicher Grundlagen versäumt oder als unwichtig abgetan (siehe CORDING/HAUSNER 2011, S. 1567; HAUSNER 2014, S. 162).

Die Aufklärungspflicht umfasst:

- das Vorgehen bei der Diagnostik und Therapie, also die Rahmenbedingungen der Behandlung,
- die Folgen der Behandlung und der Behandlungsalternativen,
- die Risiken der Behandlung,
- die Risiken der Nichtbehandlung sowie
- die Honorarregelungen, Sitzungsdauer und -frequenz, voraussichtliche Dauer der Behandlung (bei niedergelassenen Psychotherapeuten).

In psychoedukativen Gruppen kann man eine gemeinsame Wissensbasis für einen Teil dieser Themen erarbeiten, ein weiterer Teil muss im persönlichen Gespräch erklärt werden.

Medikamentöse Behandlung

Bei der medikamentösen Depressionsbehandlung unterscheidet man die Akutbehandlung – damit ist die Behandlung in der akuten Phase der Depression gemeint – von der Erhaltungstherapie (um nach Abklingen der akuten Erkrankung einen Rückfall zu verhindern) und von der Langzeittherapie oder Rezidivprophylaxe (um Neuerkrankungen zu verhindern). Bei bipolaren affektiven Störungen, aber auch bei schweren, wiederkehrenden unipolaren Störungen sind als Langzeittherapie stimmungsstabilisierende Medikamente wie Lithium oder Mood-Stabilizer aus der Gruppe der Antikonvulsiva ratsam.

Die Patientinnen und Patienten, denen eine medikamentöse Behandlung empfohlen wird, haben dazu erst einmal viele Fragen, die sie allerdings oft nicht direkt stellen – weil sie sich nicht zu fragen trauen, weil sie sich nicht konzentrieren können oder weil in der Visitensituation bzw. in der Sprechstunde zu wenig Zeit ist. Diese Bedingungen sollten die Helfer nicht dazu verleiten, den Patienten lediglich den Namen des ausgewählten Antidepressivums zu nennen und ihm darüber hinaus keine Informationen zu geben. Bei der medikamentösen Behandlung muss sowohl in der Akutphase als auch in der Erhaltungs- und Langzeittherapie eine sorgfältige Aufklärung des Patienten erfolgen (und dokumentiert werden!), nur dann ist seine Einwilligung gültig. Und nur dann ist mit einer guten Compliance zu rechnen, die natürlich gerade für den Erfolg einer Langzeittherapie entscheidend ist.

Medikamentöse Behandlung in der akuten Phase

Antidepressiva sind bei der Behandlung akuter depressiver Episoden sehr wirksam. Insbesondere bei mittelgradigen und schweren Episoden ist die Behandlung mit Antidepressiva indiziert, aber ebenso auch bei chronisch verlaufenden depressiven Störungen (Dysthymie, Double Depression), besonders in Kombination mit Psychotherapie. Bei leichten bis einschließlich mittelschweren Formen ist auch ein Behandlungsversuch mit Johanniskraut-Präparaten möglich.

Wie ausführlich das Aufklärungsgespräch gestaltet wird, hängt vom aktuellen Zustandsbild des Patienten und seiner Aufnahmefähigkeit ab. Bei einem kognitiv stark beeinträchtigten Patienten ist das Gespräch entsprechend kurz, ansonsten sollte man sich Zeit nehmen, eventuell auch für mehrere kurze Gespräche.

Ein solches Aufklärungsgespräch kann so beginnen:

BEISPIEL → »Sie leiden an einer schweren Depression. Nach dem heutigen Forschungsstand und unseren Erfahrungen ist jetzt eine medikamentöse Behandlung für Sie unbedingt erforderlich und hilfreich. Mithilfe der Antidepressiva – so heißen Medikamente gegen die Depression – kommen Sie rascher aus dem Tief wieder heraus. Antidepressiva wirken ausgleichend auf eine Dysbalance der Botenstoffe im Gehirn.
Da Sie bisher noch kein Medikament gegen die Depression eingenommen haben, empfehle ich Ihnen ..., es ist in der Regel sehr wirksam und gut verträglich. Manchmal tritt die Wirkung des Antidepressivums rasch ein, öfter vergehen aber etwa zwei Wochen, bis man eine positive Veränderung der Beschwerden bemerkt. Als unerwünschte Wirkungen können ... auftreten.«

Geben Sie dem Patienten ein Informationsblatt über das vorgeschlagene Antidepressivum und bitten Sie ihn, es sorgfältig durchzulesen und den medizinischen Anamnesebogen auszufüllen. Es dient als Grundlage und als Dokumentation für das anschließende Aufklärungsgespräch, in dem der Patient auch ausreichend Gelegenheit bekommen sollte, Fragen zu stellen.
Eine allgemeine Information über die Gruppe der Antidepressiva und ihre Nebenwirkungen kann (als Vorbereitung für die individuelle Aufklärung im persönlichen Gespräch) ökonomisch und für die Patienten angenehm in einer Informationsgruppe geschehen. Wird die Gruppe interaktiv geleitet und steht für die Bedürfnisse der Betroffenen ausreichend Zeit zur Verfügung, profitieren die Patienten oft von den Kommentaren, Erfahrungen und Fragen der anderen Patienten und trauen sich selbst auch nachzufragen. Im Rahmen des »Bündnisses gegen Depression« (ALTHAUS u.a. 2005) sind gut verwendbare, übersichtliche und verständnisvolle Materialien für Multiplikatoren entwickelt worden, die sich teilweise auch für Patienten und deren Angehörige eignen. Hier finden sich auch Übersichten über die Gruppe der antidepressiven Medikamente.

Eine für Patientinnen und Patienten verständliche Beschreibung der Wirkungsweise der Antidepressiva geben Ulrich HEGERL und Svenja NIESCKEN (2013, S. 65–69, hier modifiziert wiedergegeben):

- Nicht jedes Antidepressivum wirkt bei jedem Patienten.
- Antidepressiva wirken nicht sofort,
- dürfen nicht schnell wieder abgesetzt werden und müssen ausreichend hoch dosiert werden,
- machen nicht abhängig,
- verändern nicht die Persönlichkeit,
- sind keine »Glückspillen«,
- regulieren bestimmte Botenstoffe im Gehirn und
- unterscheiden sich vor allem in den Nebenwirkungen.

Weil Patienten immer viele Fragen zu den unerwünschten Wirkungen haben, ist es günstig, eine Auflistung davon, direkt mit einer kurzen Übersicht im Sinne von »Was hilft dagegen?«, bereitzuhalten und dabei deutlich zu machen, dass die meisten unerwünschten Wirkungen vorübergehend sind.

Unerwünschte Wirkungen von Antidepressiva können, müssen aber nicht eintreten. Sollten sie auftreten, gibt es verschiedene Gegenmaßnahmen (leicht verändert nach PITSCHEL-WALZ 2003, S. 85):

- Mundtrockenheit: viel trinken (Wasser, Kräutertees), zuckerfreie Kaugummis kauen, zuckerfreie Fruchtbonbons lutschen;
- vermehrtes Schwitzen, Unruhe, gegebenenfalls hoher Blutdruck: Rücksprache halten wegen der Höhe der Dosierung;
- Schwindel, niedriger Blutdruck (orthostatische Probleme), Müdigkeit: langsam aus dem Liegen aufrichten, leichte körperliche Betätigung (Radfahren oder Ergometer, Gymnastik, Treppensteigen), kreislaufstabilisierende Medikamente, Wechselduschen;
- Verstopfung: viel trinken, ballaststoffreiche Ernährung, viel Bewegung;
- Gewichtszunahme: Ernährungsberatung, viel Bewegung;

- Händezittern: viel trinken, eventuell Dosis der Medikamente verringern, eventuell zusätzliche Medikamente (etwa Betablocker).

Bei vielen Nebenwirkungen kann rasch für Abhilfe gesorgt werden!
Da die Gefahr besteht, dass manche Patienten, eingeengt durch die negative Sichtweise, aus lauter Sorge um Nebenwirkungen gar kein Medikament einnehmen möchten, ist es wichtig, die Patienten zu beruhigen und ihnen Hoffnung zu vermitteln, dass man auf jeden Fall ein für sie verträgliches Medikament finden wird und natürlich im Rahmen einer engen Begleitung über möglicherweise auftretende Nebenwirkungen in den ersten Tagen direkt sprechen kann.
Wenn Patienten genauer nachfragen, wie Antidepressiva wirken oder wie man sich die Veränderungen mit den Botenstoffen im Gehirn eigentlich erklären kann, kann im Einzelgespräch oder auch in der Informationsgruppe das Bild der Reizübertragung im Gehirn mit zwei Nervenzellen, dem synaptischen Spalt, Botenstoffen und der Wirkung von Antidepressiva (etwa Hegerl/Niescken 2013, S. 46) gezeigt werden – es ist für viele Patienten sehr anschaulich.

MERKE → **Man sollte bei der Behandlung die subjektiven Krankheitskonzepte des Patienten über die Entstehung seiner Depression berücksichtigen, Abneigungen gegen die medikamentöse Behandlung ernst nehmen und ihn dabei unterstützen, eine begründete Entscheidung zu fällen.**

Zusätzliche Medikamente bei besonderen Symptomen

Angstlösende Beruhigungsmittel vom Benzodiazepintyp (sogenannte Tranquilizer oder Anxiolytika) können bei angespannten, unruhigen und verzweifelten Patienten mit Suizidgedanken zusätzlich zur Gabe der Antidepressiva notwendig werden. Da der Wirkungsbeginn der Antidepressiva zeitlich verzögert ist, wird gerade in der kritischen Anfangszeit der Behandlung darauf zurückgegriffen. Benzodiazepine führen rasch nach der Einnahme zur Beruhigung und Entspannung,

Angstgefühle werden schwächer. Sie dürfen aber nur vorübergehend für eine begrenzte Zeit eingenommen werden, da sie bei längerer Anwendung zur Abhängigkeit führen können. Dies gilt auch für die Anwendung von Schlafmitteln bei Patienten mit ausgeprägten Schlafstörungen.

Für Patienten, die in ihrer Vorgeschichte Abhängigkeitsprobleme mit Alkohol oder beruhigenden Medikamenten hatten, sollten Benzodiazepine und Schlafmittel wegen der Gefahr der Abhängigkeit nicht oder nur im äußersten Notfall nach strenger ärztlicher Indikation verordnet werden.

Bei wahnhaften Depressionen werden Antidepressiva mit anderen Medikamenten, sogenannten Antipsychotika (Neuroleptika der zweiten Generation), kombiniert, um eine quälende Wahnsymptomatik positiv zu beeinflussen. Bei wahnhaften Depressionen liegt häufig ein besonders hohes Suizidrisiko vor, und oft sind die Patienten nicht krankheitseinsichtig. Sie müssen deshalb unbedingt (auch notfallmäßig) von einem Facharzt behandelt werden, damit dieser über das weitere Vorgehen entscheiden kann. In der Regel ist hier auch eine stationäre Behandlung erforderlich.

Erhaltungstherapie und Rezidivprophylaxe

Hat ein Patient die akuten Symptome einer unipolaren depressiven Episode überwunden, ist er mithilfe der medikamentösen Erhaltungstherapie besser vor einem Rückfall geschützt. Nach Rückbildung der depressiven Symptomatik soll die medikamentöse Behandlung mit dem Antidepressivum, das zur Besserung geführt hat, mindestens sechs Monate in gleicher Dosierung weitergeführt werden – das Rückfallrisiko wird durch eine konsequente Antidepressivabehandlung um 50–70 Prozent reduziert (Laux 2011, S. 420).

Als Langzeittherapie (Rezidivprophylaxe) bei Patienten, die schon zwei oder mehr unipolare depressive Episoden durchgestanden haben, sind am wirksamsten Antidepressiva oder Lithium. Bei

schweren Depressionen ist man durch diese Medikamentenformen besser vor einer erneuten Wiedererkrankung geschützt als ohne Medikamente. Bei Patienten mit leichter wiederkehrender Depression (ohne Suizidalität) sind die Interpersonelle Psychotherapie (die Erhaltungsform mit niederfrequenten Gesprächen) und die kognitive Verhaltenstherapie wirksame Alternativen zur medikamentösen Rezidivprophylaxe.
Bei bipolaren affektiven Störungen werden als längerfristig stimmungsstabilisierende Medikamente (Phasenprophylaktika) Lithium, bei Unverträglichkeit oder nach jeweiligem Verlaufstypus auch Carbamazepin, Valproat oder bestimmte Neuroleptika der zweiten Generation empfohlen.

Weitere biologische Behandlungsmöglichkeiten

Ergänzend zu den bisher dargestellten Methoden der medikamentösen Behandlung gibt es weitere biologische Verfahren, die sich als hilfreich gezeigt haben. Sie können nach entsprechender Indikation ergänzend eingesetzt werden.

Wachtherapie

Bei der Wachtherapie bleiben die Patienten entweder die ganze Nacht wach oder sie werden in der zweiten Hälfte der Nacht (gegen 1 Uhr) geweckt und bleiben für den Rest der Nacht wach. Um den gewünschten Effekt zu erzielen, dürfen sie auch den ganzen nächsten Tag nicht schlafen, selbst ein kleines Schläfchen am Nachmittag könnte die positive Wirkung verhindern bzw. zunichtemachen. Etwa 60 Prozent depressiver Patienten fühlen sich am nächsten Tag stimmungsmäßig etwas besser. Viele Menschen kennen diesen Effekt, wenn sie eine Nacht durchgefeiert haben. Allerdings hält die Besserung meist nur einen Tag an, am Tag darauf beschreiben die meisten Patienten wieder den gleichen Zustand wie vor der Wachtherapie.

Trotzdem ist dieses Verfahren, das außer Müdigkeit am Tag danach in der Regel keine negativen Wirkungen hat, für viele Patienten hilfreich, weil sie am Tag nach der Wachtherapie spüren, dass die Depression prinzipiell beeinflussbar ist und dass sich der für sie unerträgliche Zustand zumindest kurzfristig verändern lässt. Dies kann, neben der Tatsache, dass die Patienten am Tag nach der Wachtherapie mehr Aktivitäten durchführen, und zwar teilweise mit Freude, auch ein Gefühl wiederaufkeimender Hoffnung vermitteln.

Lichttherapie

Viele Patienten kommen mit der Vorstellung in die Behandlung, dass Lichttherapie ihnen helfen könnte. Sie beziehen ihr Wissen oft aus Illustrierten oder anderen nicht wissenschaftlichen Quellen, in denen die Wirkung dieser Methode manchmal übertrieben positiv dargestellt wird. Bei der Lichttherapie setzt sich der Patient täglich mindestens eine halbe Stunde vor eine Speziallampe, die intensives Licht ausstrahlt (mindestens 10.000 Lux). Der Tageslichtmangel in der dunklen Jahreszeit soll dadurch ausgeglichen werden.
Wirksam ist die Lichttherapie bei der saisonal abhängigen Depression, die bei manchen Menschen im Herbst und Winter auftritt, aber insgesamt selten ist.
Wenn Patienten die Lichttherapie mit frühem Aufstehen verbinden und das Gefühl haben, damit etwas Sinnvolles gegen die Depression tun zu können, können positive Zusatzeffekte entstehen.

Elektrokrampftherapie

Der Elektrokrampftherapie gegenüber gibt es bis heute sehr viele Vorurteile, was damit zusammenhängt, dass dieses Verfahren früher ohne Narkose und ohne muskelentspannende Medikamente durchgeführt wurde. Viele Menschen stellten sich außerdem eine gewaltsame Anwendung ohne Zustimmung des Patienten vor und verwechseln das Verfahren mit elektrischer Aversionstherapie (Strom als Strafreiz). Unsachliche Darstellungen in den Medien unterstützen und verstärken diese Vorurteile oft.

Tatsächlich ist die Elektrokrampftherapie die Behandlungsmethode der Wahl bei sehr schweren »therapieresistenten« (wenn die ausreichend lange und ausreichend hoch dosierte Gabe von mindestens zwei Antidepressiva unterschiedlicher Wirkstoffe keine Veränderung der Symptome bewirkte) und auch bei lange dauernden psychotischen Depressionen, bei denen ein hohes Suizidrisiko vorhanden ist (Grager/Di Pauli 2013, S. 74), sowie bei stuporösen Zuständen.

Die Elektrokrampftherapie wird nur im stationären Bereich – meist an Universitätskliniken oder in besonderen Fachabteilungen – durchgeführt. Nach sorgfältiger Aufklärung des Patienten und seiner Zustimmung wird unter einer Maskenkurzzeitnarkose durch eine elektrische Reizung des Gehirns ein künstlicher zerebraler Krampfanfall ausgelöst. Da mit der Narkose auch muskelentspannende Medikamente gegeben werden, kommt es nicht zu Krämpfen der Muskulatur, einem sichtbaren epileptischen Anfall oder zu Verletzungen. Es werden individuell angepasste Einzelbehandlungen (im statistischen Mittel 10 bis 12) durchgeführt, zunächst dreimal in der Woche, im Verlauf weniger häufig.

Das Wirkprinzip ist noch nicht vollständig geklärt; man geht von neurophysiologischen und biochemischen Effekten aus. Die Wirksamkeit ist sehr hoch. Selbst bei »therapieresistenten« depressiven Störungen zeigt die Elektrokrampftherapie noch bei 50 bis 75 Prozent aller Patientinnen und Patienten eine positive Wirkung. Risiken des Verfahrens sind die erforderliche Kurzzeitnarkose sowie Gedächtnisstörungen (unterschiedlich häufig bei unilateraler und bilateraler Reizung) als unerwünschte Nebenwirkung, manchmal auch Kopfschmerzen. Patienten sind darüber oft irritiert, insbesondere wenn die Gedächtnisschwierigkeiten längere Zeit anhalten.

Psychotherapeutische Behandlung

Bei jeder medikamentösen Behandlung gehören auf der Basis einer helfenden, einfühlenden Grundhaltung stützende Gespräche zum Standard. Darüber hinaus wurde die antidepressive Wirksamkeit einiger spezifischer psychotherapeutischer Verfahren durch kontrollierte Studien gezeigt, insbesondere der kognitiven Verhaltenstherapie (VT) und der Interpersonellen Psychotherapie (IPT). Für tiefenpsychologische Behandlungsverfahren steht der Nachweis für große Patientengruppen mit depressiven Erkrankungen noch aus.

Neben der psychotherapeutischen Methode, auf die sich der Therapeut spezialisiert hat, sind auch seine Erfahrung und seine Persönlichkeit wichtig, außerdem die Frage, ob der Patient Vertrauen zu ihm entwickeln kann (»ob die Chemie stimmt«).

Therapieverfahren

Psychoedukative Behandlungsmethoden gehören im Rahmen von Depressionsfachstationen zur Standardbehandlung. Sie haben zum Ziel, »das Krankheitsverständnis, den selbstverantwortlichen Umgang mit der Krankheit und die aktive Zusammenarbeit mit der Behandlung [...] zu fördern und die Betroffenen bei der Krankheitsbewältigung zu unterstützen« (Schaub u.a. 2013, S. 43; siehe auch Pitschel-Walz u.a. 2003, S. 10 ff.).

Nach der Verhaltenstherapie werden depressive Symptome durch den Verlust von Verstärkern (Aktivitätsrate, Fertigkeiten) und durch gedankliche Prozesse (Kognitionen) verursacht. Therapeutische Ansatzpunkte sind Aktivitätsaufbau und Training sozialer Fertigkeiten sowie die Veränderung automatisierter negativer Kognitionen und Einstellungen durch spezielle Techniken.

Die IPT bei Depressionen sieht den Hauptgrund für Depressionen im zwischenmenschlichen Bereich. Sie findet heraus, welche Auslöser (Verlust, Rollenwechsel, zwischenmenschliche Konflikte oder Einsamkeit) im Vorfeld zur Entstehung der Depression beigetragen haben, und arbeitet mit verschiedenen Techniken konzentriert an

diesen Themen. Auf diese beiden therapeutischen Richtungen wird später in diesem Kapitel näher eingegangen.
Beim tiefenpsychologischen Ansatz wird der Schwerpunkt auf die Bearbeitung eines »grundlegenden« Konflikts gelegt (oft die Abhängigkeit des Depressiven von einer dominanten Bezugsperson). Die Beziehungsstrukturen und die Persönlichkeit des Patienten (abhängig-unsicher, kränkbar, frühkindliche Mangelerfahrung) stehen im Mittelpunkt der Therapie, aber auch aktuelle Auslöser, die zur Aktualisierung dieser Grundmuster beitragen.
Störungsspezifische Psychotherapie wird von Ärzten und Psychologen angeboten. Ambulant werden psychoanalytische, verhaltenstherapeutische und tiefenpsychologisch fundierte Ansätze von den Krankenkassen nach Antragstellung durch den Behandler für einen bestimmten Zeitraum bewilligt (auch IPT, sofern der Therapeut zusätzlich eines dieser Verfahren beherrscht).
Die Patientinnen und Patienten können oft nicht zwischen den verschiedenen Berufsausbildungen und -bezeichnungen und zwischen den Zusatzausbildungen der Therapeuten unterscheiden. Sie sind deshalb auf klare und verständliche Informationen und Empfehlungen angewiesen (vom Hausarzt, Facharzt oder den behandelnden Kollegen auf der Station). Auch über die Kriterien, anhand deren sie eine Entscheidung fällen können, für welche Richtung sie sich entscheiden, müssen sie oft erst aufgeklärt werden. Auf dieser Grundlage können sie sich dann ihr eigenes Urteil bilden.

Psychoedukation

Im interaktiven Austausch wird in Gruppen das Wissen über die Erkrankung, ihre Entstehung, den Verlauf und über Behandlungsformen vermittelt, Bewältigungsstrategien werden diskutiert und gemeinsam erarbeitet.
Patienten und Angehörige schätzen die ausführliche Information in psychoedukativen Gruppen sehr und beklagen oftmals, dass sie bei früheren Behandlungen nicht sorgfältig aufgeklärt worden sind. Die Motivation, einzelnen Behandlungsschritten zu folgen, ist deutlich

größer, wenn der Patient den Sinn einsieht (etwa den Unterschied zwischen kurz- und mittelfristigen Konsequenzen).

Wer die Leitung einer psychoedukativen Gruppe übernimmt, sollte erfahren und empathisch sein, als Experte komplexe Sachverhalte einfach und verständlich ausdrücken können, die Informationen interaktiv erarbeiten, die Patienten emotional entlasten und ihnen Hoffnung vermitteln können sowie ihnen ausreichend Raum zum Erfahrungsaustausch lassen.

Psychoedukative Elemente können im Verlauf der psychotherapeutischen Gespräche immer wieder dann wichtig werden, wenn Patienten Schwierigkeiten mit der Akzeptanz ihrer Erkrankung oder dem Behandlungsvorgehen haben, aber auch während ein individuelles Störungsmodell (KUNZ 2014, S. 28) entwickelt wird.

MERKE → **Hilfreich bei der psychoedukativen Vermittlung der Information ist eine patientenorientierte Grundhaltung und die Übersetzung von Begriffen aus der Fachsprache in anschauliche Worte. Das Gesagte muss auf die Situation der Patienten und ihre Aufnahmekapazität abgestimmt sein.**

Methoden der Verhaltenstherapie

Die wichtigsten verhaltenstherapeutischen Verfahren in der Depressionsbehandlung sind Aktivitätsaufbau, der Umgang mit negativen Gedanken und der Aufbau sozialer Kompetenz.

Aktivierung, Bewegung, Tagesstruktur

Ich habe oben bereits beschrieben, wie wichtig in der Depressionsbehandlung der Aufbau angenehmer Aktivitäten ist. ↗ Aktivierung, Seite 57 f.

Das Modell des Verstärkerverlustes geht davon aus, dass eine Depression durch zu wenig »positive Verstärkung« ausgelöst bzw. aufrechterhalten wird – bedingt durch die Antriebsstörung hat die Person weniger Erfolgserlebnisse durch eigene Aktivitäten und zudem überhaupt weniger soziale Kontakte. Gleichzeitig ist sie eher gereizt oder missgelaunt, was wiederum andere Menschen zurückstößt, und zwar mit der Folge, dass sie ihrerseits den weiteren Kontakt vermeiden. Dies trägt zur zunehmenden Stimmungsverschlechterung und zum weiteren Rückzug bei, die Person macht nun »gar keine« positiven Erfahrungen mehr (wenn sie etwa stundenlang nur auf dem Bett herumliegt).

Auch wenn ein Patient während der Depression viele Hindernisse sieht und anspricht, etwa seine Antriebslosigkeit und seine Kraftlosigkeit oder dass ihm nichts mehr Spaß mache, sollten Helfer dafür zwar Verständnis zeigen, aber auch ganz eindeutig darauf

bestehen, dass der Patient im Rahmen eines »Experimentes« für eine begrenzte Zeit in kleinen Schritten ausprobiert, ob er den positiven Zusammenhang zwischen Aktivität und Stimmungsverbesserung nicht selbst erfahren kann. Die Aufgabe muss sich an der aktuellen Belastungsfähigkeit und an den individuellen Zielen und Werten des Patienten orientieren und darf ihn weder über- noch unterfordern. Wenn sich zum Beispiel jemand gerne draußen bewegt hat, eignet sich ein Spaziergang jeden Morgen nach dem Aufstehen für 10–15 Minuten oder im Rahmen einer stationären Behandlung die Teilnahme an einer einfachen Morgengymnastik. ↗ Ermunterung, Seite 57f.
Der Grundgedanke des Verstärkerverlust-Modells ist, die Rate positiver Verstärker für die Person durch eine Veränderung seines Verhaltens wieder zu erhöhen und dadurch den Teufelskreis zu durchbrechen.
In den letzten Jahren wird zusätzlich auch der Vermeidungsfunktion des depressiven Verhaltens Beachtung gegeben. Man vermutet, dass durch Verhaltensweisen wie Jammern, Grübeln und Rückzug Aktivitäten vermieden werden, die vom Patienten als »zu« anstrengend oder unangenehm wahrgenommen werden (Teismann 2014, S. 95). Die individuellen Vermeidungsmuster werden in der Therapie herausgearbeitet, und der Patient lernt, stattdessen aktiv und problemlösend zu handeln, statt beispielsweise zu grübeln (was als dysfunktionales Vermeidungsverhalten angesehen wird).

Umgang mit negativen Gedanken

Viele depressive Patientinnen und Patienten beschreiben negative Gedanken wie: »Ich werde nicht mehr gesund«, »Typisch, ich mache immer alles falsch« oder »Die anderen kommen voran, bei mir tut sich gar nichts«. Das kognitive Modell der Depression geht davon aus, dass sich bei diesen Menschen mehr oder weniger automatisch negative Gedanken einstellen und dass diese Gedanken die depressive Stimmung weiter aufrechterhalten. Auch die Annahmen von Aaron T. Beck und Kollegen (2010, S. 183–211), dass die automatischen Gedanken blitzartig ablaufen, oftmals nicht bewusst sind und sich auf die eigene Person, die Gegenwart und die Zukunft beziehen, können die meisten Patienten aufgrund ihrer Erfahrungen sehr gut nachvollziehen. Ebenso erkennen sie, dass diese Gedanken negative Gefühle wie Angst oder Niedergeschlagenheit auslösen und auch auf der Verhaltensebene nicht hilfreich sind. Die Patienten sollten unterstützt werden, mithilfe von Selbstbeobachtungsbögen den Zusammenhang von bestimmten Situationen, ihren Gedanken und ihren Gefühlen zu beschreiben (ebd., S. 206 ff.). Dies kann eine gute Hilfe sein, Situationen zu identifizieren, in denen sich ihre Stimmung verschlechtert. Beispielsweise beobachtete eine Patientin, dass sie beim Frühstück einen Stimmungseinbruch hatte; in der Auswertung las sich das dann, wie in der folgenden Abbildung dargestellt. Der situative Zusammenhang zwischen der Nichtbeachtung des Mitpatienten, ihren bedrückten Gefühlen, ihren negativen Gedanken und einer Tendenz, sich zurückzuziehen, wurden ihr durch die Selbstbeobachtung klar.

ABBILDUNG 14 Selbstbeobachtungsbogen

Ereignis	Gefühl	Negative Gedanken	Hilfreicher Gegengedanke
Mitpatient grüßt mich nicht beim Frühstück, geht einfach an mir vorbei	Traurig, minderwertig	Er mag mich nicht, behandelt mich wie Luft	Gestern war er noch freundlich zu mir – vielleicht geht es ihm schlecht heute?

Im therapeutischen Gespräch geht es dann darum, die automatischen Gedanken auf ihre Gültigkeit zu prüfen. Ziel ist es, »alternative Erklärungen als möglich zu erkennen« und das »oft starre Bewertungs- und Interpretationssystem lockern zu können« (Kunz 2014, S. 40).

Spricht man über solche negativen Denkmuster (Abbildung 15) und die spezifischen depressiven Verzerrungen der Kognitionen, treten bei vielen Patienten Aha-Erlebnisse ein: Sie finden genau ihre Gedankengänge bei den beschriebenen kognitiven Mustern wieder.

ABBILDUNG 15 Typische negative Gedanken bei depressiven Menschen und hilfreiche Alternativen

Kognitive Verzerrung	Beispiel	Hilfreiche Alternative
Alles-oder-nichts-Denken Es gibt nur ein Entweder-oder, kein Kontinuum	»Ich werde nie wieder gesund.«	»Ein bisschen hat sich schon verändert, gestern nach der Wachtherapie ging es mir richtig gut.«
Übertreibende Verallgemeinerung Aus einem einzelnen Ereignis wird ein allgemeines Muster abgeleitet	»Das Bild, das ich gemalt habe, ist richtig hässlich geworden, typisch – bei mir geht immer alles daneben.«	»Ich konnte mich am Anfang wirklich schlecht konzentrieren; ich probiere es noch einmal, vielleicht kriege ich es heute besser hin.«
Abwehr des Positiven Positive Ereignisse werden in ihrer Bedeutung verkleinert	Nach einem Lob der Ergotherapeutin: »Das ist doch gar nichts, da sollten Sie mal sehen, was ich früher handwerklich geschafft habe!«	»Sie hat recht, es sieht ganz hübsch aus. Wenn es mir wieder besser geht, wird es mir noch leichter von der Hand gehen!«

Für die Patienten selbst ist es oft irritierend, dass sie automatisch »digital« in Entweder-oder-Kategorien denken. Abgestufte Zwischentöne und »analoges« Denken ist ihnen fern. Sie können sich zunächst schlecht vorstellen, dass sie mit therapeutischer Hilfe ihre pessimistische Wahrnehmung und die negativen Gedanken selbst beeinflussen können. Wenn sie dann erkennen, dass es um eine Überprüfung und Umbewertung ihrer depressiven Verzerrungen und Überzeugungen geht (und nicht um ein oberflächliches Einreden positiver Gedanken), machen sie häufig Kommentare wie: »Das ist aber mühsam« oder: »Wie soll ich das jemals lernen?«. Der mühsame, kleinschrittige Weg der Veränderung wird ihnen dann deutlich. Psychiatrisch Tätige können diesen Weg mit Bildern kommentieren wie: »Es geht eben nur allmählich. Wenn man Radfahren oder eine Fremdsprache lernt, dann sind das regelmäßige Üben und die häufigen Wiederholungen wichtig, um besser zu werden, bis es irgendwann selbstverständlich und automatisch geht.«

Aufbau sozialer Kompetenz

Fast allen Patientinnen und Patienten fällt es im Rahmen der Depression schwer, ein positives Selbstwertgefühl zu spüren, anderen gegenüber berechtigte Forderungen, Rechte und Interessen durchzusetzen sowie auch in privaten Beziehungen eigene Wünsche und Bedürfnisse zu äußern. Aufgrund der schlechten Stimmung und des Gefühls der Minderwertigkeit können sie ihre Bedürfnisse immer seltener äußern.

Gruppenangebote

Wenn es Patienten schon etwas besser geht, gleichzeitig aber auch deutlich wird, dass sie die oben beschriebenen Schwierigkeiten haben, können sie gut von Übungen profitieren, die in Trainings für soziale Kompetenz entwickelt worden sind. Man kann ein standardisiertes Gruppentraining mit vorgegebenen Situationen einsetzen (beispielsweise Hinsch/Pfingsten 2007) oder im therapeutischen Einzelgespräch Rollenspiele mit diesem Ziel einbauen – individuell bezogen auf die spezifischen Probleme des Patienten. Ausgangspunkt für ein Gespräch darüber können Aussagen bieten wie diese: »Nachts wache ich immer wieder auf, weil meine Zimmernachbarin vor dem Schlafengehen das Fenster zumacht. Ich bekomme dann so schlecht Luft. Ich traue mich aber nicht, ihr das zu sagen, sie ist dann bestimmt beleidigt und spricht nicht mehr mit mir – ich gehe lieber den untersten Weg.«
Depressive Patienten haben in Gruppen zunächst oft Angst, sich auf eine Rollenspielsituation einzulassen. Wenn aber deutlich wird, dass sie mit der für sie leichtesten Situation beginnen können und dass es nicht darum geht, etwas richtig oder falsch zu machen, sondern mit Spaß und Vergnügen etwas Neues auszuprobieren, wird in der Gruppe viel gelacht, und die Patienten freuen sich, dass sie den Mut zum Üben finden und Erfolgserlebnisse haben.

BEISPIEL → Herr W. war sehr scheu und schüchtern und hätte es im Einzelgespräch nicht gewagt, eine Situation durchzuspielen, in der er Kontakt zu jemandem aufnehmen sollte. Im Gruppentraining dagegen war er bei den vorgegebenen Standardsituationen bereit, den Ober im Lokal herbeizurufen und ihm zu sagen, dass das Essen zu kalt sei. Er konnte sogar eine humorvolle Äußerung in die Szene einbringen und bekam dafür viel Anerkennung von den übrigen Gruppenteilnehmern, die über seinen Erfolg sehr überrascht waren und sich mit ihm freuten.

Achtsamkeit

Auf der Suche nach Behandlungsmöglichkeiten zur Rückfallverhütung wurde das Prinzip der Achtsamkeit mit der kognitiven Verhaltenstherapie verknüpft. »Wer achtsam ist, lenkt seine Aufmerksamkeit auf das Hier und Jetzt […]. Mit einer annehmenden und akzeptierenden Haltung wird entdeckt und beobachtet, was augenblicklich da ist. Gedanken, Gefühle, Körperempfindungen und andere Sinneswahrnehmungen werden betrachtet, ohne sie zu bewerten« (Michalak u.a. 2014, S. 233–257). Die achtsamkeitsbasierte kognitive Therapie (siehe auch Kupper 2013) scheint (als ergänzende Therapieform!) besonders dann wirksam zu sein, wenn der Betroffene zuvor schon drei oder mehr depressive Episoden durchlebt hat, möglicherweise auch bei schwierigen und chronischen Verlaufsformen.

Paartherapie

Anhaltende Paarkonflikte können dazu beitragen, dass eine Depression aufrechterhalten wird oder wiederkehrt, und eine Depression kann bei ausbleibender partnerschaftlicher Unterstützung länger andauern. Bei hohem partnerschaftlichen Konfliktverhalten ist eine verhaltenstherapeutische Paartherapie sehr wirksam (Barbato/D'Avanzo 2008). Die Partner lernen unter anderem Kommunikations- und Problemlösefähigkeiten.

Interpersonelle Psychotherapie

Die Linderung der depressiven Symptomatik und die Bewältigung der interpersonellen Probleme sind die beiden wichtigsten Ziele der Interpersonellen Therapie. Es wird versucht, Strategien für die Bewältigung der aktuellen und wichtigsten zwischenmenschlichen Probleme zu erarbeiten und anzuwenden.

Beziehungsanalyse

Wenn die Diagnose gestellt und mit dem Patienten besprochen wurde, wird die Depression in einen »interpersonellen Kontext« gebracht. Ein Verfahren dazu ist die Beziehungsanalyse, wie sie im Rahmen der IPT entwickelt worden ist. Es geht dabei um die Quantität und die Qualität der Beziehungen.

Der Therapeut erfragt genau, was sich im zwischenmenschlichen Bereich zu dem Zeitpunkt verändert hat, als die depressiven Symptome begonnen haben. Dazu werden wichtige gegenwärtige Beziehungen des Patienten zu anderen Menschen sorgfältig besprochen: »Gab es Enttäuschungen in einer Beziehung? Gab es Ärger mit den Kindern, Angehörigen, Kollegen? Gab es Veränderungen in der Arbeit, in Ihrem Privatleben, sind Sie umgezogen? Ist eine wichtige Bezugsperson verstorben [...]?« (Schneibel/Schramm 2014, S. 64). Auf der Basis der Beziehungsanalyse wird aus vier Themen der Fokus der Behandlung festgelegt: Konflikte, Rollenwechsel, Isolation oder Trauer.

Fokus Konflikt

Das folgende Beispiel zeigt eine Frau im Konflikt mit ihrem Ehemann. Es wird sehr deutlich, wie sich die Beziehung der beiden unter sich wandelnden Bedingungen nach und nach verändert hat.

BEISPIEL → Frau R., 57 Jahre alt, kommt notfallmäßig in die ambulante Behandlung. Sie hat eine ausgeprägte depressive Symptomatik entwickelt, nachdem ihr Mann ihr mitgeteilt hat, dass er seit Monaten eine Freundin hat und dass er ausziehen möchte. Das Ehepaar lebt seit 29 Jahren zusammen und hat zwei erwachsene Söhne und einen Enkel. Da der Mann in kommunalen Sportvereinen wichtige Funktionen einnimmt, ist er häufig ab nachmittags zum Training und zu Sitzungen unterwegs, dies erstreckt sich oft bis in den Abend. Das Ehepaar nimmt gemeinsam Frühstück und Mittagessen ein, am Wochenende bestehen Kontakte mit den Kindern und dem Enkel, etwa zweimal wöchentlich gehen beide gemeinsam mit dem Hund spazieren. Seit rund drei Jahren bestehen nach einer Operation der Patientin keine sexuellen Kontakte mehr.

Aktuelle Erwartungen: Frau R. ist sehr verletzt, sie möchte, dass ihr Mann die andere Beziehung beendet und sie beide einen Neuanfang versuchen. Herr R. ist ambivalent, er möchte zunächst keine gemeinsamen Gespräche mit seiner Frau.

Frühere Erwartungen: Herr R. wollte, dass seine Frau ihn zu sportlichen und repräsentativen Veranstaltungen begleitet; dies lehnte sie ab, weil sie sich so gehemmt fühlte und ihr die Vereine nicht lagen. Frau R. wollte, dass ihr Mann mehr Zeit mit ihr verbringt, sie wünschte sich mehr gemeinsame Gespräche und Ausflüge. Die gegenseitigen Erwartungen waren in den letzten Monaten – in denen Frau R. schon depressiv erkrankt war – nicht erfüllt worden.

Als befriedigende Aspekte ihrer Beziehung beschrieben beide die gemeinsame Zeit mit den Kindern und dem Enkel, die Spaziergänge mit dem Hund sowie schöne Erinnerungen an frühere Zeiten. Unbefriedigende Aspekte der Beziehung waren (aus Sicht von Frau R.): Die Beziehung ist »entleert«, es gibt wenig gemeinsame Gesprächsthemen außer den Kindern und dem Enkel, keine belebenden neuen Erfahrungen miteinander, wenig Intimität und Zärtlichkeit.

Ihre Änderungsvorstellungen: Frau R. erwartet von ihrem Mann eine Entscheidung für einen Neuanfang mit ihr; sie will ihm »vergeben«. Sie selbst möchte eigene Interessen aufbauen und eigene Kontakte stärker pflegen sowie neue Anregungen in die Beziehung einbringen.

Die Patientin hat ein stabiles Beziehungsnetz mit häufigen Kontakten zu ihren Kindern und zu ihren eigenen Geschwistern. Der Mann ist mit den Geschwistern der Frau wegen Erbangelegenheiten zerstritten, was einen zusätzlichen Konfliktpunkt darstellt.

Die Therapeutin erkennt mithilfe der Fragen zur Beziehungsanalyse rasch die zentralen zwischenmenschlichen Themen der Patientin im Geflecht ihres Beziehungsgefüges. Deutlich wird, dass sie wenig Selbstkompetenz in der Öffentlichkeit zeigt und sich außerhalb der eigenen Familie von Kontakten und Aktivitäten zurückgezogen hat. Die Therapeutin erfragt auch Veränderungswünsche und konkrete Veränderungsmöglichkeiten und welche Faktoren zur Aufrechterhaltung des Konflikts beitragen: »Sie möchten also wieder mehr Kontakte außerhalb der Familie aufbauen und insgesamt aktiver werden. Mit wem würden Sie sich gerne treffen und was wollen sie mit dieser Person unternehmen? Wie könnten Sie für sich selbst und für Ihren Mann wieder attraktiver werden?«

Fokus Rollenwechsel

Depressive Episoden entwickeln sich häufig dann, wenn eine Person gravierende Lebensveränderungen erfährt. Beispiele sind Übergänge in eine neue Lebensphase wie Auszug aus dem Elternhaus, Austritt aus dem Berufsleben, Heirat oder Scheidung, Arbeitslosigkeit. Die daraus resultierenden Anforderungen können einen Menschen so massiv verunsichern, dass depressive Symptome auftreten oder verstärkt werden. Die erforderlichen Veränderungen werden auf der kognitiven, der emotionalen und auf der Verhaltensebene analysiert.

ABBILDUNG 16 Anstehende Aufgaben bei Rollenwechseln (leicht verändert nach SCHRAMM 2010, S. 152)

Anstehende Aufgaben	Therapeutenfragen am Beispiel Umzug
Die Bewertung der aufgegebenen Rolle erleichtern	Erzählen Sie mir darüber, was Sie aufgegeben und verloren haben oder was verändert wurde (das alte Haus). Was waren die guten Seiten? Was waren die schlechten? Was gefiel Ihnen? Was gefiel Ihnen nicht?
Zum Ausdruck von Gefühlen ermuntern	Was für ein Gefühl war es, das Elternhaus aufzugeben? Erzählen Sie mir über Ihren Weggang. Wie haben Sie sich in der neuen Situation gefühlt? Wie ging es Ihnen am Anfang?
Soziale Fertigkeiten zur Bewältigung der neuen Rolle entwickeln	Was wird von Ihnen in der neuen Wohnung verlangt? Wie schwer ist das? Wie geht es Ihnen dabei? Was läuft gut? Was läuft schlecht?
Neue zwischenmenschliche Beziehungen, Bindungen und soziale Unterstützung aufbauen	Wen kennen Sie in Ihrer neuen Nachbarschaft? Wer kann Ihnen helfen? Gibt es Leute, die Sie gerne kennenlernen möchten?

Die Aufgabe des Therapeuten bei diesem Prozess ist es, empathisch, aktiv, konkret-unterstützend und ermunternd zu sein, beispielsweise beim Ausdruck von Gefühlen oder beim Einüben neuer Verhaltensmuster.

BEISPIEL → Herr B., 62 Jahre alt, ein älterer Herr, der sehr erfolgreich als Außendienstler einer Textilfabrik gearbeitet und viel Verantwortung für die guten Geschäftsbeziehungen ins Ausland hatte, liebte seinen Beruf über alles. Er war in den letzten Jahren häufig für mehrere Tage im Ausland, arbeitete 60 Stunden in der Woche und bezog viel Selbstwertgefühl aus der Anerkennung, die er beruflich immer wieder erlebte. Seine Frau war unzufrieden damit, dass er so selten zu Hause war und dass sich unterdessen der gemeinsame Freundeskreis sehr ausgedünnt hatte. Sie hatte sich aber darauf eingestellt, mit ihren Freundinnen verschiedene Freizeitaktivitäten zu pflegen.

Nach einem plötzlichen Rückgang des Absatzes und dem Verkauf der Firma wurde Herr B. in den vorzeitigen Ruhestand versetzt. Er wurde depressiv und beklagte, dass der Beruf ihm alles bedeutet habe.

ÜBUNG → Beschreiben Sie anhand der linken Spalte der Abbildung 16 die anstehenden Aufgaben für Herrn B. und entwickeln Sie therapeutische Fragen zum Thema »Verlust der Berufstätigkeit« (rechte Spalte). Bedenken Sie dabei die von ihm aufgegebene Rolle und ihre Bewertung, den Ausdruck von Gefühlen, wie sich soziale Fertigkeiten zur Bewältigung einer neuen Rolle (als Rentner) entwickeln lassen und wie dann der Aufbau neuer Beziehungen unterstützt werden kann.

Zu den beiden anderen Schwerpunktthemen der IPT, Trauer und Isolation, siehe die Arbeitsmaterialien bei SCHRAMM (2010).

Soziotherapeutische Hilfen

Während einer Depression kann es sein, dass Patienten aufgrund ihrer Einschränkungen ihren Alltag nicht mehr meistern können und Hilfen brauchen. Während einer stationären Behandlung kann ein Sozialarbeiter oder ein Sozialpädagoge unterstützend einbezogen werden; im ambulanten Kontext werden in Institutsambulanzen, in Sozialpsychiatrischen Diensten, Kontaktstellen oder auch über die Bezirkssozialdienste soziotherapeutische Hilfen angeboten.

Kinderbetreuung

Wenn eine Mutter mit kleinen Kindern depressiv wird, muss rasch eine Betreuungsmöglichkeit für die Kinder gefunden werden. Gute Erfahrungen werden häufig mit der Vermittlung und Tätigkeit einer über die Krankenkasse finanzierten Haushaltshilfe gemacht, weil die Kinder in ihrer gewohnten Umgebung bleiben können, oder mit der Vermittlung einer vorübergehenden Betreuung durch eine Tagesmutter. ↗ Kinder, Seite 147 f.

Bei einer postpartalen Depression nehmen manche Kliniken Mutter und Kind gemeinsam auf. Neben dem Vorteil, dass bei ausreichender Besserung des Zustandsbildes der Mutter auch die Mutter-Kind-Interaktion in der Therapie berücksichtigt werden kann, muss sorgfältig darauf geachtet werden, dass sich die Mutter nicht überfordert. Bei vorliegender akuter Suizidalität und/oder wahnhafter Depression muss auch an die Gefahr eines erweiterten Suizids gedacht werden.

Finanzen

Bei einer langwierigen Erkrankung können finanzielle Belastungen für die ganze Familie entstehen. Das Krankengeld bei Arbeitnehmern ist niedriger als das vorherige Einkommen, bei sehr langer Krankheitszeit kommt es schließlich zum Ende des Krankengeldbezugs. Dann entscheidet der Vertrauensarzt des Rententrägers je nach Gesundheitszustand des Betroffenen, ob er an einer beruflichen Rehabilitationsmaßnahme teilnehmen oder ob eine (vorübergehende) Rente beantragt werden soll. Bei Arbeitsplatzverlust und folgender Arbeitslosigkeit oder schon bestehender Arbeitslosigkeit während der Erkrankung erhalten die Betroffenen zunächst Arbeitslosengeld I, danach haben sie Anspruch auf das niedrigere Arbeitslosengeld II als Grundsicherung für Arbeitsuchende (sofern kein nennenswertes Vermögen vorhanden ist) – bis die Krankengeldzahlung einsetzt.

Es kommt nicht selten vor, dass Patienten sich erheblich verschulden. Eine umfassende Beratung über staatliche Unterstützungsmöglichkeiten (Wohngeldzuschuss, ergänzende Leistungen des Jobcenters im Rahmen des Arbeitslosengeldes II, Schuldnerberatung) sowie die tatkräftige praktische Hilfe bei der Antragstellung oder bei der Begleitung zu Ämtern sind oftmals notwendig, da die Patienten aufgrund ihrer Symptomatik (Konzentrationsstörungen, Selbstunsicherheit, Interesselosigkeit etc.) allein dazu gar nicht mehr in der Lage sind.

Freizeitaktivitäten

Viele Patientinnen und Patienten gehen aufgrund der depressiven Symptomatik keinen Freizeitaktivitäten mehr nach. Durch die damit verbundene Reduktion von Aktivitäten und Sozialkontakten wird die Depression weiter aufrechterhalten. Eine wichtige Aufgabe im Rahmen der Soziotherapie ist es deshalb, die Patienten dabei zu unterstützen, Kontakte und Aktivitäten wieder aufzubauen. Da schon lange kranke Patienten oft auch über wenig finanzielle Mittel verfügen, sind preiswerte Möglichkeiten der Freizeitgestaltung besser geeignet, wie sie von Volkshochschulen, Vereinen und kirchlichen Gemeinden angeboten werden.

Aber auch Freizeit- und Kontaktklubs, Tagesstätten (deren Besuch nur finanziert wird, wenn jemand Grundsicherung oder eine niedrige

Rente bezieht), Sozialpsychiatrische Zentren, Familien- und Frauenberatungsstellen oder Selbsthilfegruppen, die ein Café unterhalten und vielleicht gemeinsame Ausflüge und Aktivitäten organisieren, sowie für ältere Patienten Seniorentagesstätten und Begegnungsstätten mit spezifischen Veranstaltungen sind gute Möglichkeiten, um sich wieder zu beschäftigen und »unter Leute« zu kommen. Wichtig ist hierbei, darauf zu achten, ob der Patient den Empfehlungen, eine Aktivität im Rahmen dieser Möglichkeiten aufzunehmen, auch wirklich folgt. Und falls nicht, herauszufinden, warum nicht. Die Hürde, sich einer Gruppe anzuschließen, ist oftmals bei noch beeinträchtigten Patienten sehr hoch, sodass es notwendig sein kann, sie zum ersten Treffen zu begleiten und nachzufragen, ob sie es aus eigenem Antrieb schaffen, zu den weiteren Treffen zu gehen.

BEISPIEL → Bei Herrn W., einem 59-jährigen, früh berenteten Patienten mit mehreren schweren depressiven Episoden in der Vorgeschichte, war nach Besserung der Symptomatik und Entlassung aus der stationären und teilstationären Behandlung immer noch eine ausgeprägte Antriebsstörung vorhanden. Als zusätzliche Schwierigkeit kam hinzu, dass er keine familiären Kontakte mehr hatte und, weil er sehr schüchtern und zurückhaltend war, Menschen von sich aus nicht ansprechen konnte. Früher bestehende Kontakte hatten sich durch diese Besonderheit und seine immer wiederkehrende Erkrankung stark reduziert.

Herr W. wusste durch die Erfahrungen in der Behandlung, dass ein mit Aktivitäten ausgefüllter Tagesplan und dadurch vorgegebene Kontakte für ihn hilfreich waren. Er schaffte es aber nicht aus eigenem Antrieb, sein geplantes Wochenprogramm in die Tat umzusetzen.

Hier wurde mithilfe der Sozialarbeiterin ein Programm zusammengestellt, das genau auf die Möglichkeiten und Vorlieben des Patienten ausgerichtet war. Grundlage war der tägliche Besuch einer Tagesstätte für 2–3 Stunden (Arbeit am Computer, was

Herrn W. großen Spaß machte) und die Teilnahme an einer psychotherapeutischen Gruppe in der Tagesklinik, die Herr W. schon von früheren Behandlungen kannte (hier hatte sich eingebürgert, nach der Gruppenstunde gemeinsam in ein Café zu gehen). Herr W. schaffte es, aus eigenem Antrieb zu diesen Aktivitäten zu gehen, da ihm die Örtlichkeiten, teilweise auch die Mitarbeiter, vertraut waren.

Um an neuen Gruppen und Aktivitäten ohne Hilfe teilzunehmen, war für Herrn W. die Schwelle zu hoch. Er wollte sich gerne stärker in seiner Kirchengemeinde engagieren, traute sich aber nicht, zum Bibelkreis zu gehen. Die Sozialarbeiterin konnte in einem gemeinsamen Gespräch mit dem Pfarrer ein älteres Ehepaar finden, das bereit war, Herrn W. vor dem Bibelkreis abzuholen. Daraus ergab sich mit der Zeit, dass er sich auch zutraute, sonntags den Gottesdienst zu besuchen. Zum ersten Treffen einer Selbsthilfegruppe von Männern, die vorzeitig in den Ruhestand gegangen waren und sich einmal in der Woche zum Karten- und Schachspielen trafen, begleitete zunächst die Sozialarbeiterin selbst Herrn W. Hier traf er einen etwas jüngeren Mann, der ähnliche Interessen wie er hatte, nämlich Beschäftigung mit dem Computer und Fotografieren. Die beiden konnten sich bei der Installation von Computerprogrammen helfen und besuchten sich aus diesem Grunde sogar zu Hause.

Bei sehr einsamen Menschen, die große Schwierigkeiten mit der Kontaktaufnahme haben, kann es hilfreich sein, Mitarbeiter vom Betreuten Wohnen einzubeziehen oder gezielt ehrenamtliche Helfer anzusprechen. Sie können den Patienten eine gewisse Zeit lang begleiten und ihn zu den geplanten Veranstaltungen mitnehmen sowie ihn bei der Kontaktaufnahme ganz konkret unterstützen.

Erwerbstätigkeit

Patienten, die im Berufsleben stehen und manchmal durch die Erkrankung mehrere Monate ausgefallen sind, sehen sich häufig mit vielfältigen Fragen konfrontiert. »Soll ich an der Arbeitsstelle sagen, was mit mir ist, oder soll ich es lieber verschweigen?« ist nur eine davon.

Der Arbeitgeber hat kein Recht darauf, die Diagnose der Erkrankung zu erfahren. Es bleibt trotzdem abzuwägen, wie offen man mit dem Arbeitgeber spricht, da ja oft ein längerer Arbeitsausfall zu erwarten ist. Wenn der Arbeitgeber über die voraussichtlich längere Dauer der Erkrankung unterrichtet wird, hat er die Möglichkeit, befristet eine Vertretung zu organisieren. Da die Depression eine häufige Krankheit ist, wissen einige Personalchefs größerer Unternehmen damit umzugehen, auch die günstige Prognose ist ihnen vertraut. Außerdem sind Patienten mit depressiven Erkrankungen meist sehr leistungsorientiert und beliebt, auch dadurch erfahren sie viel Verständnis und Geduld.

Die stufenweise Wiedereingliederung in den Arbeitsbereich ist nach längerer Krankheitsdauer sehr verbreitet und ist meist auch nach depressiven Erkrankungen sinnvoll. Die Belastungsfähigkeit wird dann stufenweise erprobt und wieder aufgebaut. Bei beruflichen Problemen im Vorfeld der Erkrankung (Stress, Konflikte, Überforderung) kann die begleitende Hilfe eines beruflichen Integrationsfachdienstes günstig sein. Die Voraussetzung für dessen Tätigkeit ist allerdings ein schon gestellter Antrag oder das Vorliegen eines Schwerbehindertenausweises (mit einem Grad der Behinderung von 50 Prozent oder 30 Prozent mit Gleichstellung). Auch Rehabilitations- und Qualifizierungsmaßnahmen stehen zur Verfügung, wobei sich die anschließende Integration auf dem ersten Arbeitsmarkt aufgrund der hohen Arbeitslosigkeit als schwierig erweisen kann.

Jenen Patienten, die nicht mehr im Berufsleben stehen, die für ihren Alltag aber eine sinnstiftende Tagesstruktur suchen, kann über soziotherapeutische Hilfen eine ehrenamtliche Tätigkeit vermittelt werden, oder es kann der Kontakt zu einer Selbsthilfegruppe hergestellt werden.

Regelbehandlung und Chronifizierung

Mit einigen Beispielen möchte ich die Behandlungsschwerpunkte in der Akutbehandlung und in der Erhaltungstherapie verdeutlichen und beschreiben, wann es wichtig ist, mit der Rezidivprophylaxe zu beginnen. Bei chronischen Verläufen und Komorbidität geraten Helfer hierbei manchmal an ihre Grenzen.

Akutbehandlung

In der Akutbehandlung ist der Hausarzt meistens der erste Ansprechpartner. Er steht zunächst vor der Aufgabe, in kurzer Zeit erkennen zu müssen, ob eine depressive Störung vorliegt oder nicht.
Ein Beispiel soll veranschaulichen, dass dies nicht immer leicht ist.

BEISPIEL → Eine 76-jährige Patientin, die nach einer Knieoperation wegen Arthrose aus der Reha-Klinik wieder in die Praxis kommt, beschreibt seit der Operation Schlafstörungen, besonders morgens eine bedrückte Stimmung (abends sei es besser), Druck auf der Brust, Appetitverlust und weniger Freude an den Dingen, die ihr sonst Spaß gemacht haben. Auf die Frage, ob sie denn außer der Operation zuletzt etwas belastet habe, sagt sie, dass ihre beste Freundin gestürzt sei und nun mit einem Oberschenkelhalsbruch im Krankenhaus liege. Es sei wirklich nicht leicht, wenn man älter werde, eine andere gute Freundin sei ja schon im letzten

Jahr gestorben. Es werde halt alles immer weniger, was Spaß mache im Leben.

ÜBUNG → Wie würden Sie weiterfragen, um abzuklären, ob die Diagnose einer Depression gegeben ist?

Gerade bei älteren Patientinnen und Patienten ist die Gefahr groß, dass eine Depression nicht erkannt wird. Einerseits werden von älteren Menschen häufig vor allem körperliche Beschwerden geschildert, andererseits denkt man eher als bei jüngeren daran, dass der Betroffene ja auch Gründe hat, traurig zu sein, da seine Lebensumstände belastend sind – und übersieht bei dieser Zuschreibung das depressive Krankheitsbild. Das Alter bringt ja häufig körperliche (im Beispiel: Arthrose) und seelische Verlusterlebnisse (Tod bzw. Erkrankungen im Umfeld) mit sich. Auch wenn die Lebenssituation älterer Patientinnen und Patienten und ihre dadurch beeinträchtigte Befindlichkeit einfühlbar scheint, muss anhand der diagnostischen Kriterien überprüft werden, ob eine behandlungsbedürftige Depression vorliegt. Psychologisch nachvollziehbare Gründe oder Auslöser schließen eine Depression keineswegs aus.
Die Ziele in der Akutbehandlung sind:

- Etablierung einer therapeutischen Beziehung und ein möglichst rascher Rückgang der depressiven Symptomatik, Schutz vor Suizidalität,
- Aufklärung über Krankheit und Behandlung,
- Sicherung der Compliance des Patienten und der Kooperation mit den Angehörigen,
- Einleitung flankierender soziotherapeutischer Maßnahmen.

Bei der Einleitung flankierender soziotherapeutischer Maßnahmen kann die ambulante Ergotherapie eingeschaltet werden, und zwar insbesondere damit der Aufbau von Aktivitäten und Tagesstruktur gelingt.

BEISPIEL → Ein Hauptschullehrer, Herr A., 62 Jahre alt, wurde von seinem Rektor und dem ambulant behandelnden Facharzt zur stationären Behandlung »überredet«. Er beschrieb vielfältige körperliche Beschwerden: Druck in der Magengegend, Schlafstörungen, »helmartige« starke Kopfschmerzen, innere Unruhe und Angespanntheit. Er war sich sicher, dass er an einer körperlichen Erkrankung leide, die bisher nur noch nicht diagnostiziert worden sei. Herr A. war für eine Depression nicht krankheitseinsichtig, sondern beschrieb sich lediglich als etwas »gestresst«, was sich aber bessern würde, wenn er direkt an seinen Arbeitsplatz zurückkehre, da er dann die Dinge anpacken könne. Im Alter von 58 Jahren hatte der Patient eine erste schwere depressive Episode erlebt, damals ohne psychotische Symptomatik. Jetzt zeigte er ein agitiert-wahnhaftes Zustandsbild und war suizidal.
Nach einer umfassenden Kombinationsbehandlung (stützende Gespräche mit Patient und Angehörigen, medikamentöse Behandlung, behutsamer Aktivitätsaufbau) bildete sich die wahnhafte Symptomatik zurück. Therapeutisch wurde nun mit Herrn A. am Modell des Krankheitskonzeptes gearbeitet. Das Vulnerabilitäts-Stress-Modell überzeugte ihn, weil es zu seiner Einschätzung, zu viel Stress im Vorfeld der Erkrankung erlebt zu haben, passte. Zusätzlich war er nun motiviert, weiterhin Medikamente als Schutz vor einem Rückfall einzunehmen. Rückblickend konnte er seine Unruhe und die Schlafstörungen als Symptome der Depression einordnen. Er fand das Konzept des Aktivitätsaufbaus hilfreich, besonders Sport und Bewegung, und zeigte außerdem Interesse an einer Denksportgruppe und an Konzentrationsübungen am Computer. Darin sah er eine gute Möglichkeit, sich wieder auf die späteren Anforderungen in der Schule vorzubereiten. Nach einer tagesklinischen Anschlussbehandlung führte er in der ambulanten Ergotherapie stundenweise das Konzentrationstraining am Computer weiter (die ambulante Behandlung wurde möglich,

weil gerade dreiwöchige Schulferien waren). Bei weiterer Stabilisierung gelang eine stufenweise Wiedereingliederung in die Schule trotz kleinerer Schwierigkeiten gut. ↗ Krankheitsverlauf, Seite 37 f.

Im Fallbeispiel wurde auf der Basis einer verständnisvollen, stützenden Beziehung die Mitarbeit von Patient und Angehörigen auch für die weiteren soziotherapeutischen Maßnahmen erreicht.

Erhaltungstherapie und Rezidivprophylaxe

Die Erhaltungstherapie beginnt, wenn die akute Symptomatik der Depression zwar abgeklungen, die Episode (»unter der Decke« der laufenden Behandlung) aber noch nicht wirklich beendet ist. Sie soll sechs Monate lang zur Vorbeugung eines Rückfalls durchgeführt werden. Antidepressiva sollten in dieser Zeit in gleicher Dosierung weiter eingenommen werden, weil sie das Rückfallrisiko deutlich mindern. Psychotherapeutische Verfahren können einen ähnlichen Effekt haben, insbesondere die Erhaltungs-VT und bei bestimmten Patientengruppen die achtsamkeitsbasierte kognitive Therapie.

ABBILDUNG 17 Medikamentöse Akut- und Erhaltungstherapie bei depressiven Störungen (nach HEGERL / NIESCKEN 2013, S. 68)

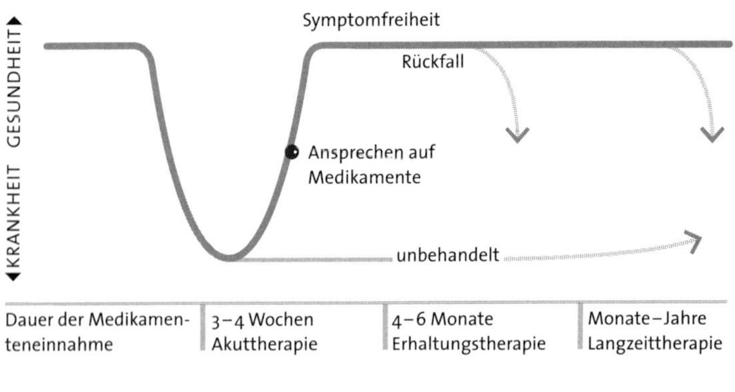

Die Rezidivprophylaxe (Rückfallverhütung) wird bei Patientinnen und Patienten, die bereits mehrere depressive Phasen durchgemacht haben, zur Verhinderung einer Wiedererkrankung durchgeführt. Eine wiederholte verständliche Aufklärung über die Notwendigkeit der medikamentösen und psychotherapeutischen Maßnahmen zur Rezidivprophylaxe ist hier ganz besonders wichtig, um die langfristige Mitarbeit des Patienten zu sichern. Schon eine kurzfristige Unterbrechung der Prophylaxe kann zu einem schweren Rückfall führen. Zusätzlich muss man darauf verweisen, wie wichtig die Aufrechterhaltung eines geregelten Ruhe- und Aktivitätsrhythmus ist.

BEISPIEL → Herr A. hatte es seinem Arzt hoch angerechnet, dass dieser mit seinem Rektor gesprochen und ihm – mit seinem Einverständnis – einiges über das Krankheitsbild der Depression erklärt und ihm die Vorteile der stufenweisen Wiedereingliederung erläutert hatte.

Er wollte wegen seiner hohen Gewissenhaftigkeit nicht noch einmal im Schuldienst ausfallen und war nach sorgfältiger Aufklärung (in der Klinik im Rahmen der Psychoedukationsgruppe, ambulant durch seinen Arzt) hoch motiviert, das Antidepressivum nicht nur sechs Monate nach Rückgang der akuten Symptomatik, sondern auch weiterhin zur Vorbeugung einzunehmen. Für weitere Hinweise, die er in psychotherapeutischen Gesprächen bei seinem Arzt bekam, war er sehr dankbar. Er hatte dadurch den Eindruck, selbst etwas dazu beitragen zu können, dass er nicht wieder in eine für ihn so unangenehme Situation käme.

Herr A. konnte dann bis zu seiner regulären Pensionierung ohne Wiedererkrankung im Schuldienst arbeiten.

MERKE → **Zur Rückfallprophylaxe bei rezidivierenden Depressionen sollten neben der medikamentösen Behandlung und Psychotherapie weitere Aspekte beachtet werden: ein geregelter Lebensrhythmus, ausreichend Bewegung, angenehme Aktivitäten und die Pflege von Kontakten.**

Am Ende einer Behandlung kann man Patienten Empfehlungen zur Vorbeugung einer Depression mitgeben. Deren Umsetzung verlangt ein hohes Maß an Eigenverantwortung (siehe Abbildung 18). Um Patienten darin zu stärken, ist es schon während der Therapie günstig, die Vorschläge immer wieder im Rahmen von Eigenexperimenten anzuwenden und Bedenken dagegen zu diskutieren. Am besten klappt die Umsetzung natürlich, wenn die Patienten bereits während der Behandlung Erfolg damit hatten.

ABBILDUNG 18 »Goldene Regeln« der Selbstfürsorge (in Anlehnung an Pitschel-Walz 2003, S. 59–83)

Was kann man selbst zur Vorbeugung einer Depression tun?
Angenehme Aktivitäten im Alltag einplanen
In Bewegung bleiben
Sich selbst etwas Gutes tun
Entspannungsverfahren erlernen und in den Alltag einbauen
Sich fordern, aber nicht überfordern
Auf die eigenen Gefühle achten
Freundschaften pflegen
Positive Lebenseinstellung gewinnen
Problemlösungen statt Grübeln
Auf Warnzeichen achten und rechtzeitig Hilfe in Anspruch nehmen
Medikamente ganz regelmäßig einnehmen
Hoffnung und Zuversicht bewahren

Nach der Behandlung

Hat man das erste Mal in seinem Leben eine depressive Episode durchgestanden, kann man auf zwei Arten mit der erlebten Krankheit umgehen: Man versucht, sie als Teil seines Lebens in den Lebensentwurf und das Selbstbild zu integrieren, und sieht sie als Chance für die nächsten Lebensabschnitte an, oder aber man versucht, an die schreckliche und schwere Zeit, die man erlebt hat, nicht mehr zurückzudenken. Beides sind entgegengesetzte Pole möglicher individueller Strategien.

Wer im Rahmen einer rezidivierenden Depression schon zwei oder mehr Episoden erlebt hat, steht unter größerem Druck, die Krankheit als möglichen und drohenden Teilaspekt seines Lebens zu akzeptieren. Vielen Patienten hilft dabei – wenn sie zum Experten in eigener Sache geworden sind und möglichst viel über die Krankheit wissen –, einen persönlichen Krisenplan für den Fall einer Wiedererkrankung erarbeitet zu haben (mit individuellen Frühwarnzeichen, Telefonnummern von professionellen Helfern und Krisendiensten) und sich an die »Goldenen Regeln« im Rahmen der Selbstfürsorge zu halten. Manche Betroffene finden auch in Selbsthilfegruppen Unterstützung und Entlastung.

Für einige Patienten ist es darüber hinaus wichtig, die Krankheit als Signal zur Umorientierung zu verstehen. Sie kann ein Hinweis auf belastende Lebensumstände sein, auf Belastungsgrenzen hinweisen oder auch auf überfällige Lebensentscheidungen aufmerksam machen (Müller-Rörich u.a. 2013, S. 211 ff.).

LITERATUR → Es gibt gute Ratgeber für Betroffene, beispielsweise: Hegerl/Niescken (2013), Pitschel-Walz (2003) oder auch Niklewski/Riecke-Niklewski (2012).

Besondere Herausforderungen: Umgang mit Chronifizierungen und Komorbidität

Der Begriff »Chronizität« ist zwar nicht einheitlich definiert, einig sind sich Fachkreise aber darin, dass die depressive Symptomatik mindestens zwei Jahre lang anhalten muss, damit man von einem chronischen Verlauf sprechen kann.

Folgende Störungsbilder werden als chronisch eingestuft:

- Dysthymie (mit schwächerer Symptomausprägung) über zwei Jahre,
- rezidivierende depressive Episoden mit vorausgehender Dysthymie ohne völligen Rückgang der Beschwerden zwischen den Episoden (Double Depression),
- depressive Episoden, die seit mehr als zwei Jahren ohne deutliche Symptomverbesserung anhalten.

Nicht nur für die betroffenen Patienten und ihre Angehörigen sind die andauernden Krankheitsverläufe sehr belastend und mit viel Leid verbunden, auch die Helfer sind in besonderer Weise gefordert: Alle Beteiligten müssen immer wieder gegen Resignation und Hoffnungslosigkeit ankämpfen.

»Der Verlauf und die Behandlung chronischer Depressionen werden durch hohe Komorbidität mit anderen psychischen Erkrankungen erschwert, insbesondere mit Angststörungen, Suchterkrankungen und – in der Hälfte der Fälle – Persönlichkeitsstörungen« (Berger u. a. 2014, S. 362; siehe auch Hautzinger 2013, S. 16). Häufiger gehen die komorbiden Störungen (je nach Studie beträgt die Komorbiditätsrate bis zu 75 Prozent; zitiert nach Schaub u. a. 2013, S. 9) der depressiven Erkrankung voraus. Das heißt, die Nichtbewältigung einer Erkrankung ist ein häufiger Grund für das Auftreten einer anschließenden Depression.

Liegt neben der Depression eine weitere Erkrankung vor, muss der Behandelnde entscheiden, ob er zunächst die am stärksten beeinträchtigende Erkrankung behandelt oder ob eine kombinierte Strategie für beide Erkrankungen angebracht ist.

Bei chronischen Depressionen scheinen auf jeden Fall kombinierte Behandlungen (von Pharmakotherapie mit KVT oder IPT) wirksamer zu sein als eine Monotherapie. Auch das speziell zur Behandlung chronischer Depressionen entwickelte Cognitive Behavioral Analysis System of Psychotherapy (CBASP) von James P. McCullough zeigt

vielversprechende Behandlungserfolge (McCullough 2011; Brakemeier 2014).
Das CBASP geht von der Grundannahme aus, dass chronisch Depressive in der Kindheit oft traumatisierende Beziehungserfahrungen hatten (emotionale Vernachlässigung, emotionaler Missbrauch). Dadurch sind sie oft misstrauisch und erwarten von anderen nichts Gutes. Entwicklungspsychologisch konnten sie infolge der frühen negativen Beziehungserfahrungen weitere Entwicklungsschritte nicht machen und können sich nur wenig in andere Personen einfühlen. In der Therapie geht es um das Erkennen der Konsequenzen des eigenen Verhaltens, das Erlernen neuer Verhaltens- und Denkstrategien, aber auch um das Erleben neuer korrigierender Beziehungserfahrungen. Dazu hat McCullough spezifische Therapiestrategien entwickelt, etwa die Erarbeitung einer Liste prägender Bezugspersonen, interpersonelle Techniken zur Beziehungsgestaltung, Situationsanalysen mit Rollenspielen und mehr. Besonders ist auch die therapeutische Beziehungsgestaltung: Der Therapeut bezieht die frühen Beziehungserfahrungen des Patienten in die therapeutische Beziehung mit ein und leitet gemeinsam mit ihm daraus »Übertragungshypothesen« ab (»Könnte Ähnliches auch zwischen uns passieren?«). Er bringt sich möglichst oft authentisch und kontrolliert persönlich ein. Es scheinen eher Patienten mit einem frühen Krankheitsbeginn und frühen traumatisierenden Erfahrungen vom CBASP zu profitieren.

LITERATUR → Der Bedarf an Behandlungsmöglichkeiten für chronisch Depressive ist groß und in der Praxis (noch) nicht durch entsprechende Angebote gedeckt. Eva-Lotta Brakemeier und Angela Buchholz (2013) haben deshalb für Betroffene, Angehörige und Interessierte ein Übungs- und Selbsthilfebuch geschrieben: *Die Mauer überwinden*.

Der Umgang mit Chronifizierungen stellt für die Helfenden im Alltag eine besondere Herausforderung dar. Sie dürfen den Patienten nicht aufgeben (im Sinne von »da kann man nichts mehr machen«), sondern sind gefordert, empathisch und unterstützend zu bleiben, um dem Patienten zu helfen, mit den Symptomen und Nebenwirkungen zurechtzukommen und ihn bei der Bewältigung von Krisen zu unterstützen. Darüber hinaus ist Flexibilität gefordert: Mal müssen sie dem Patienten helfen, seine Beeinträchtigung zu akzeptieren, dann wieder ihn auffordern, weitere Schritte zur Bewältigung zu wagen.

Auf keinen Fall sollte sich ein Helfer zu der Aussage verleiten lassen: »Ihr Zustand wird so bleiben« [bis zum Ende Ihres Lebens]. Verläufe bei Depressionen sind so unterschiedlich und oft so überraschend, dass man eine solche individuelle Vorhersage niemals treffen kann. Für betroffene Patienten kann eine solche Behauptung geradezu vernichtend sein.

Hilfe vermitteln! Behandlungsangebote im Versorgungsnetz

Betrachtet man die Gesamtzahl der depressiven Personen, so werden nur etwa 15 Prozent von ihnen adäquat diagnostiziert und behandelt (BERGER u.a. 2014, S. 396). Selbst dann, wenn eine Depression erkannt wird, kommt es nicht immer zu einer geeigneten Therapie. Hauptgründe sind Ängste der Patienten vor Psychopharmaka oder Psychotherapie, frühzeitige Therapieabbrüche, unterdosierte Medikation oder ungeeignete Präparate.

Das passende Behandlungsangebot für einen depressiv Erkrankten hängt nicht nur von der Art und Schwere der Symptomatik ab. Auch seine psychosoziale Situation und die Versorgungspraxis seines Wohnorts spielen für die Entscheidung, welches Behandlungsangebot für ihn am besten passt, eine Rolle. Der eine Patient kann eine schwere depressive Episode mithilfe intensiver fachärztlicher und psychologischer Behandlung, engagierter Angehöriger und ambulanter Ergotherapie überwinden, während ein vereinsamter älterer Mensch mit einer mittelgradigen Depression und zusätzlichen körperlichen Beschwerden, der ohne Ermutigung von außen kaum mehr sein Bett verlässt, eine intensive stationäre Behandlung benötigt. Immer stellt sich die Frage: Was ist für wen das richtige Angebot?

Die ambulante Behandlung

Hausärzte sind oft die erste Anlaufstelle für Menschen mit depressiven Beschwerden. Leichte Depressionen kann der Hausarzt vielleicht selbst behandeln. Bei mittelschweren und schweren Formen sowie bei komplizierten Verläufen sollte er an einen Facharzt (Psychiater oder Facharzt für Psychiatrie und Psychotherapie) oder an einen psychologischen Psychotherapeuten überweisen. Manche Betroffenen suchen aber natürlich auch direkt diese Spezialisten auf.

Psychologische Psychotherapeuten haben Zusatzausbildungen in den nachgewiesen wirksamen Behandlungsverfahren. Sie arbeiten mit Hausärzten und Fachärzten zusammen, um körperliche Ursachen einer depressiven Symptomatik prüfen zu lassen und eine eventuell gebotene medikamentöse Behandlung zu gewährleisten.

Ein wichtiges Thema im Rahmen der ambulanten Behandlung ist die Tagesstrukturierung. Bei berufstätigen Patienten kann die Arbeit eine hilfreiche Struktur vorgeben – wobei abgewogen werden muss, was jeweils günstig für ihn ist. Eine Krankschreibung beispielsweise kann weniger Stress für ihn bedeuten, kann ihn aber auch durch die dann fehlende Struktur und den Aktivitätsmangel zusätzlich belasten. Tägliche Termine wie Sport und Bewegung und kleine regelmäßige Aufgaben haben wichtigen Aufforderungscharakter und stützen den Patienten. Ambulante Ergotherapie, die von Psychiatern, Hausärzten oder psychiatrischen Institutsambulanzen verordnet sein muss, gewinnt eine immer wichtigere Bedeutung in der ambulanten Depressionsbehandlung.

Außerdem kann über ambulantes Betreutes Wohnen (BeWo) ein individueller Hilfeplan beantragt werden, mit dem – meist für ein Jahr – pro Woche mehrere Stunden konkrete begleitende Hilfen ermöglicht werden, und zwar bei der Tages- und Wochenstrukturierung, im Haushalt, bei der Freizeitgestaltung und bei Ämtergängen. Allerdings wird BeWo nur bei niedrigem Einkommen bezahlt, sonst muss der Betroffene selbst für die Finanzierung aufkommen.

Ambulante Angebote bei Krisen

Jeder Mensch kann unvermittelt in eine depressive Krise geraten. Sie wirkt für den Betroffenen bedrohlich, weil sie mit eingeschränkter Wahrnehmung und Handlungsfähigkeit verbunden ist. Tritt die Krise während der üblichen Öffnungszeiten der gesundheitlichen Institutionen auf, sind in der Regel der Hausarzt, der behandelnde Psychiater oder der Psychotherapeut die ersten Ansprechpartner. Manche Behandler besprechen im Vorfeld mit ihren Patienten einen Krisen- und Notfallplan, der genau festlegt, welche Schritte im Falle der krisenhaften Zuspitzung zu unternehmen sind (siehe etwa auf der Internetseite des Deutschen Bündnisses gegen Depression den inhaltlichen Schwerpunkt »Krisenmanagement«).

In einigen Städten existiert ein spezieller psychiatrischer Notdienst, zu dem man Kontakt aufnehmen kann. In den meisten Kreisen und Städten gibt es einen kassenärztlichen Bereitschaftsdienst, der allerdings in der Regel durch Ärzte anderer Fachrichtungen versehen wird. Beide Dienste helfen durch telefonische oder persönliche Beratung und geben Empfehlungen für weitere Schritte oder leiten diese ein. In vielen Städten arbeiten Krisendienste (teils mit, teils ohne ärztliche Mitarbeiter), die teilweise auch Hausbesuche durchführen. Man findet sie im Internet oder im Telefonbuch unter den Begriffen »Krisenzentren« bzw. »Krisenambulanzen« oder auch in psychosozialen »Wegweisern«, die von den jeweiligen Gesundheitsämtern herausgegeben werden.

Sozialpsychiatrische Dienste der Kreise und Kommunen sind ambulante Einrichtungen, die für seelisch Kranke und Behinderte und ihre Angehörigen in vielen Bereichen Beratung und Unterstützung bieten. Sie sind oft dem jeweiligen Gesundheitsamt angeschlossen. Zu ihren vielfältigen Aufgaben gehört die Hilfe in Krisensituationen sowie die Abwehr von Gefährdungen. Beispielsweise schreibt der Sozialpsychiatrische Dienst (Braunschweig) über seine »Krisenintervention«: »Kurzfristige Abklärung von auffälligem Verhalten und gegebenenfalls Einleitung von Maßnahmen bis hin zur Unterbringung. [...] Menschen in akuten Krisen werden zum Beispiel zu einem Facharztbesuch motiviert oder ein Pflegedienst wird kurzfristig organisiert. Bei akuter Eigen- oder Fremdgefährdung kann/muss nach eingehender Prüfung eine Unterbringung (nach dem entsprechenden Landesgesetz) veranlasst werden.« Die Mitarbeiter der Sozialpsychiatrischen Dienste dürfen nicht selbst behandeln, müssen aber dazu beitragen, dass eine notwendige Behandlung eingeleitet wird.

BEISPIEL → Frau K. rief wegen ihres Vaters (78 Jahre alt) beim Sozialpsychiatrischen Dienst an. Er verlasse seine Wohnung nicht mehr, sein Bett nur noch für den Gang zur Toilette, esse und trinke zu wenig und sage, er wolle sterben. Sein Hausarzt, an den sich Frau K. zunächst gewandt hatte, habe vor einigen Tagen einen Hausbesuch gemacht, eine Depression diagnostiziert und dem Vater ein Antidepressivum verschrieben. Dies nehme er aber nun nicht mehr ein. Der Hausarzt hatte bei erneuter Rücksprache den Sozialpsychiatrischen Dienst empfohlen und auch selbst schon dort angerufen und um einen Hausbesuch gebeten.

Der Sozialpsychiatrische Dienst versuchte geduldig, den Patienten zur Einnahme der Medikamente und zu einem Facharztbesuch zu motivieren. Als dies ohne Erfolg blieb, veranlasste der Arzt am nächsten Tag wegen drohender Eigengefährdung die Aufnahme in eine psychiatrische Klinik.

Die meisten depressiven Erkrankungen werden ambulant behandelt. Bei schweren Depressionen und komplizierten Verläufen muss die Hilfe oft durch stationäre Angebote intensiviert werden.

Stationäre und teilstationäre Behandlung

Zur stationären Behandlung kommt es bei schweren oder »therapieresistenten« Depressionen. Sie ist notwendig bei akuter oder drohender Eigen- bzw. Fremdgefährdung (notfalls auch gegen den Willen des Patienten nach Betreuungsgesetz oder dem länderspezifischen Unterbringungsgesetz), bei psychotischer Depression, bei akuten Konfliktsituationen, drohender Verschlechterung durch unzureichende häusliche Pflege und mangelndem Erfolg unter ambulanter Behandlung.

In psychiatrischen Kliniken (Fachkliniken für Psychiatrie und Psychotherapie bzw. psychiatrisch-psychotherapeutische Abteilungen an Allgemeinkrankenhäusern) gibt es immer häufiger Depressionsfachstationen, auf denen nach einem speziellen Behandlungskonzept gearbeitet wird. Zur Verbreitung dieser Stationen führte die Beobachtung, dass sich depressive Patienten auf gemischten psychiatrischen Stationen oft nicht wohlgefühlt und aufgrund ihres »stillen Krankheitsbildes« unter den anderen akuten Patienten weniger Aufmerksamkeit und Zuwendung bekommen hatten. Neben dem beschützenden Rahmen bieten die Fachstationen ein besonders qualifiziertes therapeutisches Team, das auf der Basis der »hilfreichen Grundhaltung« arbeitet, sowie ärztliche und psychologische Therapeuten mit speziellen Fachkenntnissen und entsprechender Erfahrung.

Die stationäre Depressionsbehandlung erfolgt meist auf einer offenen Station. Bei stark suizidgefährdeten, nicht absprachefähigen Patienten kann es vorübergehend erforderlich sein, sie auf einer besser geschützten, geschlossenen Station zu behandeln.

Zur stationären Behandlung können Patienten auch in eine Fachklinik für Psychosomatik und Psychotherapie eingewiesen werden. Der Aufenthalt in diesen Kliniken muss beantragt, vom behandelnden Arzt befürwortet und von der Krankenkasse genehmigt werden; er ist meist auf 6–8 Wochen begrenzt. Die Anforderungen an die

Belastungsfähigkeit der Patienten sind in diesen Kliniken höher als in den psychiatrischen Fachkliniken. Suizidgefährdete Patienten und solche, die an schweren Depressionen erkrankt sind, können dort meist nicht behandelt werden. Ein Nachteil ist oft, dass die Behandlung fern vom Wohnort stattfindet. Gestufte Belastungserprobungen (etwa am Wochenende einige Stunden zu Hause zu verbringen), regelmäßiger Kontakt mit den Angehörigen und gemeinsame therapeutische Gespräche mit den Angehörigen sind meist nicht oder nur mit großem organisatorischen Aufwand möglich. Auch Kontakte mit dem Arbeitgeber zur Gestaltung der beruflichen Wiedereingliederung sind aufgrund der Entfernung schwieriger.

MERKE → **Es gehört heute zum fachlichen Standard, dass stationäre und ambulante Einrichtungen ein gemeinsames, kooperatives Hilfenetz bilden.**

Tageskliniken

Tagesklinische Behandlung hat sich als Übergang zwischen stationärer und ambulanter Behandlung sehr bewährt. Hier kommt das Prinzip der stufenweisen Belastungssteigerung in der Depressionsbehandlung zum Tragen. Häufig kann durch die tagesklinische Anschlussbehandlung die Dauer des vollstationären Aufenthaltes verkürzt werden. Aber auch für depressiv Kranke, die nicht akut suizidal sind, kann die Tagesklinik eine Alternative zur stationären Behandlung sein. Sie wird oft als weniger restriktiv erlebt. Manche Patienten geben eine höhere Lebensqualität und Behandlungszufriedenheit in diesem Setting an (nach Becker u.a. 2014, S. 176).
Leider hat sich gezeigt, dass die im vorherigen Kapitel beschriebenen Nachteile von Stationen, auf denen verschiedene Krankheitsbilder behandelt werden, auch für gemischte Tageskliniken gelten – Depressive fühlen sich hier, natürlich abhängig vom spezifischen Behandlungskonzept der Tagesklinik, manchmal »fehl am Platz«.

Um ihren Patienten den Übergang zu erleichtern, bieten immer mehr Depressionsstationen deshalb eine integrierte tagesklinische Behandlung auf der Station an. Außerdem ist die teilstationäre Behandlung auf Depressionsstationen auch ohne vorausgegangene vollstationäre Behandlung für manche Patienten eine gute Alternative.

Komplementäre Einrichtungen wie beschützte Wohngruppen oder Übergangsheime sind bei depressiven Erkrankungen nur selten notwendig. Bei langwierigen, komplizierten Verläufen können sie allerdings im Anschluss an eine stationäre Behandlung sinnvoll sein.

BEISPIEL → Frau K., 36 Jahre alt, Kassiererin, war wegen rezidivierender schwerer depressiver Episoden seit ihrem 32. Lebensjahr mehrfach in stationärer Behandlung, wegen anhaltender Suizidalität auch teilweise auf einer geschlossenen Station. Vor ihrer Erkrankung hatte sich ihr Mann von ihr getrennt. Wegen ihres schlechten Befindens (auch zwischen den stationären Behandlungen war sie nicht ganz beschwerdefrei) zog sie wieder zu ihrer Mutter, zu der sie eine ambivalent-gespannte Beziehung hatte.

Im Rahmen der letzten schweren Episode zeigten sämtliche Behandlungsmaßnahmen keinen Erfolg, sodass zusätzlich eine Elektrokrampftherapie durchgeführt wurde. Dadurch kam es zu einer Besserung der schweren depressiven Symptomatik (deutlicher Rückgang der Unruhe, mehr Antrieb, bessere Stimmung). Die konflikthafte Beziehung zur Mutter wurde außerdem in weiteren gemeinsamen Gesprächen deutlich. Mutter und Tochter sagten sehr klar, dass sie sich mochten und auch Kontakt zueinander halten wollten, dass sie aber auf keinen Fall zusammenleben wollten.

Für Frau K. wurde, als sie sich ausreichend stabilisiert hatte, ein Zimmer in einem anthroposophischen Übergangswohnheim gefunden. Dort hatte sie einerseits die Möglichkeit, sich im geschützten Rahmen weiterhin zu stabilisieren, andererseits konnte sie beruflich wieder Fuß fassen – sie verkaufte stundenweise im Gemüseladen der Einrichtung. Nach zwei Jahren zog sie in eine betreute Frauenwohngemeinschaft, nach einem weiteren Jahr, nun beschwerdefrei, mit ihrem neuen Freund zusammen.

Selbsthilfegruppen

In einer Selbsthilfegruppe treffen sich depressiv erkrankte Menschen mehr oder weniger regelmäßig, um sich über ihre besondere Situation auszutauschen und gemeinsam Aktivitäten zu unternehmen. Der Vorteil des Informationsaustausches ist nicht zu unterschätzen: Es tut gut, über verschiedene Erfahrungen in Behandlungseinrichtungen und mit Behandelnden zu sprechen und Informationen weiterzugeben. Wohltuend ist auch das Erlebnis, dass es anderen Menschen, die depressiv krank waren, ähnlich geht oder ergangen ist wie einem selbst, dass man also nicht allein dasteht mit seinem Leiden. Im Rahmen dieses Austausches entwickeln sich manchmal weitergehende Kontakte und Interessengruppen, manchmal auch Freundschaften.

Bei vielen Selbsthilfegruppen stehen gemeinsame Aktivitäten (Kaffeetrinken, Wanderungen, Ausflüge, Kinobesuche) auf dem Programm.

Für alle professionellen Helfer ist es sinnvoll, den Kontakt mit den Ansprechpartnern der örtlichen Selbsthilfegruppen zu pflegen, telefonisch und persönlich. Eine gute Gelegenheit dafür bieten Tage der offenen Tür in einer Einrichtung, die depressive Patienten betreut, gemeinsame Veranstaltungen im Rahmen des »Bündnisses gegen Depression«, Vorträge zum Thema in der VHS und vieles mehr. Bei der Behandlung eines depressiven Patienten sollte immer mitbedacht werden, ob ihm nicht der Besuch der örtlichen Selbsthilfegruppe Anregungen und Unterstützung für den Alltag geben kann. Dann sollte man den Patienten schon während der Behandlung ermuntern, den ersten Kontakt zur Selbsthilfegruppe herzustellen.

MERKE → Mit der Hilfe von Selbsthilfegruppen fällt es Patienten oft leichter, ihre Erkrankung anzunehmen, Kontakte zu pflegen und in Bewegung zu bleiben. Helfer sollten deshalb zur Teilnahme an Selbsthilfegruppen ermutigen.

EX-IN-Begleiter

EX-IN ist die Abkürzung für »Experienced Involvement« und steht für die Einbeziehung Psychiatrieerfahrener bei der Begleitung anderer Erkrankter und auf deren Genesungsweg. Die Ex-In-Begleiter haben nach der Bewältigung ihrer psychischen Erkrankung eine qualifizierende Ausbildung durchlaufen, ihre Tätigkeitsprofile variieren stark. Sie stellen ein Bindeglied zwischen professionellen Helfern und Betroffenen dar und können durch das eigene Erleben und die erfolgreiche Bewältigung einer psychischen Erkrankung einen Erfahrungsvorteil gegenüber den Professionellen haben (UTSCHAKOWSKI u. a. 2016).

Trägerübergreifende Kooperationen

Das »Bündnis gegen Depression« wurde 2001 in Nürnberg regional zunächst als Modellprojekt gegründet. Aufgrund des großen Erfolgs (die Suizidrate ging nach dem ersten Kampagnenjahr um 25 Prozent, die Zahl der Suizidversuche um 20 Prozent zurück, die Kooperationsbereitschaft wurde gefördert und das öffentliche Bewusstsein zum Thema »Depression« erweitert) wurde aus dem regionalen seit 2002 ein bundesweites Projekt, dem sich bereits über siebzig Regionen und Städte angeschlossen haben. Der unabhängige, gemeinnützige Verein für Betroffene, Angehörige, Experten und in der Versorgung tätige Personen und Institutionen verfolgt diese Ziele:

- die gesundheitliche Situation depressiver Menschen zu verbessern,
- das Wissen über die Krankheit in der Bevölkerung zu erweitern,
- Suiziden vorzubeugen.

Um diese Ziele zu erreichen, finden Aktivitäten auf vier Ebenen gleichzeitig statt: Kooperation (etwa Fortbildung für Hausärzte), PR-Aktivitäten, Zusammenarbeit mit Multiplikatoren (Pfarrer, Lehrer etc.) und Angebote für Betroffene und Angehörige.

ABBILDUNG 19 4-Ebenen-Aktionsprogramm (Bündnis gegen Depression)

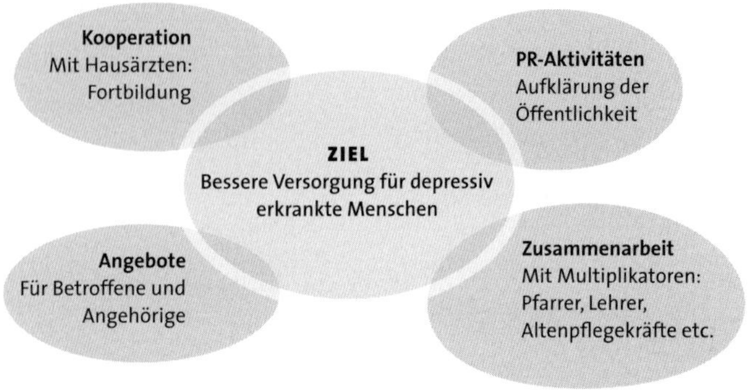

In den letzten Jahren hat das »Bündnis gegen Depression« eine Vielzahl erfolgreicher Aktionen angeregt und durchgeführt, einige seien genannt und, soweit möglich, in den regionalen Bündnissen zur Nachahmung empfohlen. Beispiele für eine Kooperation sind bundesweite Schulungen der Bahnhofsmissionen und ein Projekt, das sich in Kooperation mit den regionalen Jobcentern dem psychosozialen Coaching Langzeitarbeitsloser widmet. Zu PR-Aktivitäten gehören Pressemitteilungen nach dem Suizid etwa eines berühmten Schauspielers, die deutlich machen, dass durch professionelle Behandlung von Depressionen Suizide verhindert werden können. Ein Medienguide, der beschreibt, welche Regeln die Presse beim Bericht über einen Suizid beachten sollte, um die Nachahmungsgefahr zu senken, ist ein weiteres Beispiel. Er kann auf der Internetseite des Bündnisses heruntergeladen werden. Bei der Zusammenarbeit mit Multiplikatoren werden unter anderem Fortbildungen in Beratungsstellen zum Thema »Depression bei Menschen mit Migrationshintergrund« durchgeführt, für Lehrerinnen und Lehrer wurden Unterrichtsmaterialen zu psychischen Erkrankungen und Krisen erstellt. Für Betroffene gibt es ein Diskussionsforum Depression im Internet, ein Info-Telefon, Informationen über die Gründung von Selbsthilfegruppen und Empfehlungen für Angehörige. Es wurden in verschiedenen Städten Solidaritätsläufe durchgeführt (Motto: »Der Depression davonlaufen«), im Zweijahresabstand finden deutsche Patientenkongresse für Angehörige und Betroffene in Leipzig statt.

Netzwerke

Die Deutsche Gesellschaft für Psychiatrie, Psychotherapie, Psychosomatik und Nervenheilkunde (DGPPN) hat 2004 ein Rahmenkonzept zur »Integrierten Versorgung Depression« erarbeitet, das eine Vernetzung der unterschiedlichen Behandlungsebenen – Akut-, Erhaltungstherapie, Rückfallprophylaxe, Nachsorge – ermöglichen soll und eine effektive Patientenbegleitung (Casemanagement) beinhaltete. Das Ziel war eine qualitative Verbesserung der Versorgung von Patienten mit depressiven Störungen, um langfristige und stabile Behandlungserfolge zu erzielen. Nach vielversprechendem Beginn in einigen Modellregionen beendeten die Krankenkassen die Projekte jedoch wieder, bevor Kosten-Nutzen-Evaluationen in adäquater Form vorlagen. Nachfolger ist das »Netzwerk Psychiatrie« mit ähnlicher Zielsetzung, aber sozialpsychiatrischen Trägern, die jetzt auch das Kostenrisiko tragen. Es bleibt abzuwarten, ob die ursprünglichen Ziele der besseren Vernetzung und qualitativen Verbesserung der Versorgung damit erreicht werden.
In Regionen, in denen solche Aktionsprogramme noch nicht umgesetzt sind, ist man »als Einzelkämpfer« gefordert, die Kooperation und Koordination aufzubauen. Zunächst sollte man den Ist-Zustand sichten (welche anderen »Akteure« sind in der Region mit der Behandlung depressiver Erkrankungen beschäftigt?) und Kontakte herstellen. Hier können erfahrene Kollegen vor Ort wertvolle Anregungen und Tipps geben.

Ist man schon längere Zeit in einer Region tätig, bilden sich bestimmte Kooperationswege mit einzelnen Kollegen, mit denen man »gut kann«, heraus. Die Vernetzung findet auch in fachlichen Arbeitsgruppen, Qualitätszirkeln und verschiedenen Gremien statt. In den Arbeitsgruppen wie der Psychosozialen Arbeitsgemeinschaft (PSAG) und ähnlichen geht es vor allem um die psychiatrische Versorgung in der Region, um Versorgungslücken und Zuständigkeiten. Vertreter der Stadt, der Kommune oder des Bezirks sind beteiligt oder es wird ihnen zugearbeitet. Beispiele für Arbeitsinhalte sind verstärkte Öffentlichkeitsarbeit, Organisation von Fortbildungsveranstaltungen, Suizidprävention, Anregung zur Gründung von Selbsthilfegruppen, Aufbau von Strukturen für einen regelmäßigen Austausch zwischen Klinikmitarbeitern und niedergelassenen Ärzten/Psychologen, Entwicklung von Aufnahme- und Entlassungsstandards.
In Qualitätszirkeln (dies sind moderierte Problemlösungsgruppen mit festgelegten Rahmenbedingungen, aber nicht vorgezeichneten Lösungen) kommen verschiedene Berufsgruppen (wie Fachärzte und psychologische Psychotherapeuten) zusammen, um Probleme zu analysieren, Lösungsansätze zu entwickeln und umzusetzen sowie die Qualität ihrer Arbeit kontinuierlich zu verbessern. Qualitätszirkel werden von den Landesärztekammern und den Landeskammern für psychologische Psychotherapeuten gefördert.

Schnittstellen im Versorgungsnetz

Die gute Kooperation psychiatrischer Dienste, Einrichtungen und Selbsthilfegruppen ist für die Genesung der Patientinnen und Patienten außerordentlich wichtig. Nur ein vernetztes Arbeiten gewährleistet es, den im Verlauf der Erkrankung unterschiedlichen Erfordernissen begegnen zu können, außerdem ist eine gute Kommunikation der beste Weg dahin, ein möglichst vollständiges Bild vom Patienten zu erhalten. Wenn man merkt, dass die eigene Hilfe nicht ausreicht, dann ist oft rasches Handeln gefordert.

BEISPIEL → Der depressive Patient Herr W. kommt einmal wöchentlich zur Einzelbehandlung in eine ambulante ergotherapeutische Praxis, in der auch psychiatrische Patienten behandelt werden. Es geht um die Besprechung des aktuellen Wochenplans und um kognitives Training. Der Ergotherapeutin fällt eine wochenlange kontinuierliche Verschlechterung bei Herrn W. auf, sowohl auf kognitiver Ebene als auch beim Aktivitätsniveau. Herr W. hat immer weniger Kraft, lässt einige vorher festgelegte Termine ausfallen (obwohl er ein sehr gewissenhafter Mensch ist) und scheint sich an den Wochenenden stark zurückzuziehen. Als der Patient zusätzlich Schlafstörungen entwickelt und dabei über starke nächtliche Angstzustände klagt mit dem Gedanken, sich etwas antun zu müssen, bittet die Ergotherapeutin den weiterbehandelnden Facharzt um einen Termin für Herrn W. noch am selben Tag.

Die örtlichen Selbsthilfegruppen stellen oft einen geschützten Raum für die Patienten dar, gerade hier haben viele Betroffene intensive und sehr persönliche Kontakte.

BEISPIEL → Beim offenen Angebot im Café der lokalen Selbsthilfegruppe äußert Herr X. depressiv-wahnhafte Gedankengänge. Die aufmerksame Vorsitzende der Gruppe bemerkt dies, spricht den Besucher darauf an und schlägt ihm vor, ihn direkt zu seinem behandelnden Arzt zu begleiten. Dessen Praxis ist allerdings wegen Urlaub geschlossen. Herr X. ist nicht bereit, zur Praxisvertretung zu gehen, kann sich aber darauf einlassen, ein Gespräch mit dem Oberarzt der Depressionsstation zu führen, den er von einer früheren Behandlung her in guter Erinnerung hat. Die Vorsitzende vereinbart »auf dem kurzen Dienstweg« (man kennt sich von gemeinsamen Veranstaltungen zur Öffentlichkeitsarbeit) telefonisch ein sofortiges Gespräch und begleitet Herrn X. dorthin. Er kann überzeugt werden, zur stationären Behandlung zu bleiben.

Viele Betroffene nutzen nach dem stationären Aufenthalt eine psychologische Psychotherapie. Hier ist eine enge Kooperation mit dem Facharzt sinnvoll.

BEISPIEL → Die Patientin Frau R., 55 Jahre alt, mit einer seit vielen Jahren bestehenden rezidivierenden Depression, ist ambulant in Behandlung bei einem psychologischen Psychotherapeuten. Vom psychiatrischen Facharzt bekommt die Patientin außerdem Lithium verschrieben. Sie nimmt dieses Medikament seit vielen Jahren zur Prophylaxe ein, da sie bei der letzten depressiven Episode über längere Zeit ausgeprägte suizidale Impulse gehabt hatte. Zusätzlich wird die Erhaltungsbehandlung der Interpersonellen Psychotherapie durchgeführt. Die Patientin verträgt Lithium gut und empfindet auch die IPT als hilfreich.

Als Frau R. zum Psychotherapietermin erscheint, berichtet sie, dass es ihr bis vor wenigen Tagen gut gegangen sei. Allerdings habe sie wegen eines Magen-Darm-Infekts an Durchfall und Erbrechen gelitten, sie sei heute besonders müde und anders als sonst innerlich unruhig. Im Gespräch fällt auf, dass die Patientin kognitive Beeinträchtigungen zeigt sowie dysarthrische Sprachstörungen (verwaschene Sprache) und einen starken Tremor der Hände.

Der Psychotherapeut veranlasst sofort, dass die Patientin zum behandelnden Facharzt gebracht wird, da er eine Lithiumintoxikation vermutet. Er ruft dort an, um ihn schon zu informieren.

MERKE → Zusätzlich zur kommunalen Vernetzung der einzelnen Dienste ist es immer hilfreich, wenn auch einzelne Mitarbeiter persönlich professionelle Netzwerke mit anderen Einrichtungen und Praxen bilden.

Die Wahrnehmung von Grenzen des aktuellen Behandlungssettings bei der Versorgung depressiver Patienten (an welchem Punkt reichen meine Kompetenz und mein Angebot nicht mehr aus, braucht der Patient intensivere Hilfe?) liegt bisher individuell beim einzelnen Helfer. Er muss erkennen, zu welchem Zeitpunkt er den Patienten an einen anderen professionellen Helfer (mit intensiverem Angebot) vermitteln muss. Diese Frage kann bei drohender Suizidalität in der Depressionsbehandlung plötzlich ganz akut werden.

Angehörige und das soziale Umfeld einbeziehen

Die Familienmitglieder und Bezugspersonen eines depressiven Patienten sind durch die Erkrankung mitbetroffen und herausgefordert, die Last der Krankheit mitzutragen und zusätzliche Aufgaben und Verpflichtungen zu übernehmen. Sie unterstützen den Betroffenen bei der Bewältigung der Erkrankung und begleiten ihn dabei, die anstehenden Schritte zu meistern. Spricht man mit den Angehörigen depressiver Personen, wird deutlich, wie stark sich das Leben mit einem schwer depressiven Menschen vom Alltag vor seiner Erkrankung unterscheidet. Der geliebte Partner ist wie ein anderer Mensch, er erfüllt seine Rolle nicht mehr, ist voller negativer Gedanken, einsilbig, zurückweisend, gereizt und nichts heitert ihn mehr auf – und das oft über einen sehr langen Zeitraum. Angehörige sind also selbst immer auch stark beansprucht und stehen in der Gefahr, zunehmend hoffnungslos zu werden.

Auswirkung der Depression auf den familiären Alltag

Die Auswirkung der Depression auf den familiären Alltag betrifft viele Bereiche (Bischkopf 2005, S. 46 ff., 2015, S. 75 ff.; Lenz 2012, S. 17–20): die familiäre Organisation und Rollenverteilung, die Familiengrenzen, das Klima in der Familie, die Zukunft der Familie und die Kommunikation.

Familiäre Organisation: Die Depression hat Einfluss auf die familiären Abläufe und die Verteilung der Aufgaben. Häufig sind die Patienten für längere Zeit nicht in der Lage, ihre früheren Aufgaben in Haushalt, Kindererziehung und der sonstigen Familienorganisation wahrzunehmen. Die gesunden Familienmitglieder müssen diese Aufgaben übernehmen. Erschwert wird diese Situation durch die Eigendynamik der Depression und deren Schwankungen im Verlauf: An einem Sonntag kann die Mutter das Mittagessen kochen, am nächsten Sonntag liegt sie den ganzen Tag im Bett. Die Angehörigen können dadurch überrascht, enttäuscht oder verärgert sein und fühlen sich oft mit ihren Gefühlen und der schwierigen Situation alleingelassen. ↗ Kinder, Seite 147 f.

Eine hilfreiche Unterstützung für die ganze Familie kann ein gemeinsames Gespräch sein, in dem diese Veränderungen thematisiert werden und in dem abgesprochen wird, wer welche Aufgaben während der Zeit der Erkrankung übernimmt.

Die Übernahme der gesamten Verpflichtungen ist für den gesunden Partner sehr anstrengend, kann aber auch eine »gesunde« Neuorientierung anregen. Beispielsweise wagte eine Angehörige nach vielen Jahren wieder, Auto zu fahren, nachdem ihr kranker Mann während der langen stationären Behandlung nicht fahren durfte. Sie mochte nach der Gesundung des Mannes die Erweiterung ihres Aktionsradius und die damit gewonnene Autonomie nicht wieder aufgeben. ↗ Krankenrolle, Seite 36 f.

Familiengrenzen: Viele Familien ziehen sich von Sozialkontakten zurück, weil sie nun objektiv weniger verfügbare Freizeit haben, die depressive Symptomatik Kontakte erschwert (sozialer Rückzug und Stimmungsschwankungen mit reduzierter Planbarkeit) und weil sie die Erfahrung machen, dass die meisten Menschen unsicher sind, wie sie sich einem schwer depressiven Menschen gegenüber verhalten sollen oder diese manchmal sogar verletzend in ihren Reaktionen sind. Kinder erhalten oft ein Schweigegebot (implizit oder explizit), nicht mit anderen Menschen über die Krankheit der Mutter oder des Vaters zu sprechen.

Macht ein Paar im Kontakt mit anderen solche negativen Erfahrungen, dann kann es sein, dass sich sogar beide Partner zurückziehen und isolieren. Oder der gesunde Partner übernimmt die Initiative für soziale Aktivitäten und bedrängt den erkrankten Partner, doch teilzunehmen – dies stellt ein Konfliktpotenzial dar, aber manchmal auch die Chance, die depressive Spirale zu durchbrechen.

BEISPIEL → Herr T. hatte sich während seiner Erkrankung von Nachbarn, Bekannten und Freunden völlig zurückgezogen. Als sich seine Beschwerden allmählich besserten, erzählte seine Frau nach dem Wochenende strahlend in der Angehörigengruppe, dass ihr Mann auf die Einladung eines Nachbarn erstmals nicht ausweichend reagiert habe, sondern zwei Stunden mit ihr zusammen zum Kaffeetrinken dort gewesen sei. Zwar habe er nicht viel gesprochen, aber er habe sich auch nicht unwohl gefühlt. Herr T. bestätigte dies, als er danach gefragt wurde. Er hatte den Nachmittag im Unterschied zu seiner Frau gar nicht als etwas Besonderes wahrgenommen. ↗ Geduld, Seite 63

Familienklima: Depressives Verhalten kann die Kommunikation zwischen den Familienmitgliedern stark belasten und das Familienklima beeinträchtigen. Die Vorsichtigkeit im Umgang mit dem Erkrankten wird als belastend und leblos erlebt, sie ist durch Anspannungen und Befürchtungen gekennzeichnet, nicht von Lebensfreude und Spontaneität. Besonders bei Suizidgedanken und früheren Suizidversuchen wird eine permanente Anspannung beschrieben und das Gefühl des »Aufpassenmüssens«. »Die Befürchtung, Alarmsignale zu übersehen, führt zu einer Art Daueraufmerksamkeit« (Bischkopf 2015, S. 45).

BEISPIEL → Die Lebensgefährtin einer Lehrerin entwickelte nach vielen gesunden Jahren eine wahnhafte Depression mit großer

Verzweiflung und Unruhe, sie erkannte aber nicht, dass sie krank war. Die Partnerin hatte schon mehrere Nächte selbst nicht mehr geschlafen und machte sich große Sorgen, konnte ihre Freundin aber nicht zu einem Besuch beim Psychiater oder zu einem Klinikaufenthalt überzeugen. Schließlich nahm sie Kontakt zum Sozialpsychiatrischen Dienst im Gesundheitsamt auf mit der Frage, ob sie über den Kopf der Betroffenen hinweg eine Entscheidung zur Einweisung veranlassen dürfe. Der dortige Psychiater führte sofort einen Hausbesuch durch und konnte die Betroffene schließlich doch zur stationären Behandlung überzeugen. Für Angehörige sind dies extrem schwierige Situationen, mit denen sie oft alleingelassen werden.

Kinder erfahren nicht selten eine Rollenumkehr, bei der sie für das erkrankte Familienmitglied eine Eltern- oder Partnerfunktion übernehmen, ihm Trost und Unterstützung geben, sich gleichzeitig aber unter Umständen damit überfordern. ↗ Kinder, Seiten 147 f.

Familienzukunft: Lange bzw. wiederkehrende Depressionen beeinträchtigen die familiäre Zukunft mit Einbußen im Einkommen, mit Mehrausgaben aufgrund der Behandlung und mit Zweifeln, ob der Patient dem beruflichen Leistungsdruck jemals wieder gewachsen sein wird. Patienten befürchten oft einen sozialen Abstieg der Familie durch Einkommensverluste, Arbeitslosigkeit und Berentung. ↗ Finanzen, Seite 108 f.

Partnerschaftliche Kommunikation und Sexualität: Das Zusammenleben wird als gestört und problembelastet erlebt. Der gesunde Angehörige beschreibt Gefühle wie »gegen eine Wand zu laufen« und kommt gegen das permanente negative Denken nicht an; dem Kranken erscheint alles außerhalb der Krankheit gleichgültig. Der Ausdruck emotionaler Verbundenheit durch Intimität und Sexualität des Paares ist durch den Libidoverlust gestört.
Insgesamt wird die Depression von der Familie als Stresssituation

erlebt, was auch Einflüsse auf die Gesundheit und das Wohlbefinden aller Angehörigen haben kann. Sie zeigen verstärkt körperliche und psychische Beschwerden, nicht selten entwickeln sie auch eine pessimistische Haltung oder Gereiztheit dem Betroffenen gegenüber. Kinder können in ihrer altersgemäßen Entwicklung Einschränkungen erleben.
Akute Krankheitsphasen gehen mit besonders starken Belastungen einher, besonders bei Angehörigen, die mit dem Patienten zusammenleben.

BEISPIEL → Eine Ehefrau, deren Mann nach einem schweren Suizidversuch gegen seinen Willen in die psychiatrische Klinik aufgenommen worden war, war zutiefst belastet und verunsichert darüber, wie sie sich ihm gegenüber verhalten sollte. Dies fiel den Pflegerinnen bei ihren Besuchen auf der Station auf. Vor der ersten stundenweisen Beurlaubung des Patienten nach Hause wurde deshalb in einem gemeinsamen Gespräch auch über das Erleben der Ehefrau, ihre Ängste, ihre Befürchtungen und ihr Kontrollbedürfnis dem Mann gegenüber gesprochen.

Häufig ist eine fehlende Unterstützung von Verwandten, Freunden und Bekannten auf Stigmatisierung zurückzuführen, also auf Vorurteile und Ausgrenzungen sowie auf Hilflosigkeit und Unsicherheit dem Kranken gegenüber. Zwar haben in der Allgemeinbevölkerung das Wissen über psychische Erkrankung und die Bereitschaft, Behandlung aufzusuchen, zugenommen. »Dies geht jedoch nicht mit verbesserten Einstellungen zu Menschen mit psychischen Erkrankungen einher« (RÜSCH/BERGER 2014, S. 808; siehe auch ANGERMEYER/MATSCHINGER 2004). Für viele Menschen ist es schwierig, mit einem depressiven Menschen zu sprechen und Kontakt zu pflegen. Häufig machen Patienten zudem die Erfahrung, dass sich Menschen, die ihnen nahestanden, während der Erkrankung abwenden.

Bedürfnisse der Angehörigen

Da Angehörige von der Erkrankung immer mitbetroffen sind, ist es auch erforderlich, ihre Belastungen in Gesprächen und Beratungen einzubeziehen. Was wünschen sich Angehörige von der Behandlung?

Eine Befragung von Angehörigen allgemeinpsychiatrischer Patientinnen und Patienten nach ihren Erwartungen an die psychiatrische Klinik ergab vor allem den Wunsch nach mehr Information und nach einem stärkeren Einbezogensein bei der Behandlung. 80 Prozent wünschten sich viel Zeit für regelmäßige Gespräche mit Ärzten und Therapeuten, drei Viertel wünschten sich mehr Informationen über Therapien, Medikamente, Nebenwirkungen und den Behandlungsverlauf. 66 Prozent der Personen erwarteten eine offene und verständliche Aufklärung über die Erkrankung, 56 Prozent Unterstützung im Umgang mit dem Patienten (SCHMID u. a. 2003; SPIESSL u. a. 2004).

Wichtige Bedürfnisse der Angehörigen depressiver Patienten betreffen also die Information, die Bewältigung der Situation und die Unterstützung für sich selbst.

Information

Über die Erkrankung und ihre Behandlungsmöglichkeiten sowie über verfügbare örtliche Hilfeangebote, über Fragen zum Umgang mit Depressiven und zum Krankheitsmanagement kann gut in einer psychoedukativen Angehörigengruppe informiert werden (SCHAUB u. a. 2013, S. 131–150; PITSCHEL-WALZ u. a. 2003, S. 135 ff.). Man kann auch Vortragsabende oder ein Wochenendseminar an der Volkshochschule für Angehörige anbieten, im Lokalradio oder Lokalfernsehen informieren und auf weitere Veranstaltungen hinweisen. ↗ Psychoedukation, Seiten 95, 144

Eine Angehörige sagte im Anschluss an einen Informationsabend: »Das Wissen hat mich vor den Tiefen der Verzweiflung geschützt.« Eine andere meinte: »Wenn ich das alles schon vor Jahren gewusst hätte, wäre uns viel Leid erspart geblieben.« Und bezogen auf ihre Beziehung zum Patienten: »Durch den Austausch in der Gruppe und die Information, die wir bekommen haben, bin ich dem Patienten gegenüber milder geworden.«
Kurze und gebündelte Informationen kann man auch in einem gemeinsamen Gespräch geben, bei dem der Patient, der professionelle Helfer und die Angehörigen zusammenkommen. Zusätzlich kann man die Angehörigen auf Ratgeberbücher (siehe etwa Bischkopf 2015) und auf hilfreiche Seiten im Internet hinweisen.

Bewältigungsstrategien

Die Vermittlung von Bewältigungsstrategien benötigt mehr Zeit als die reine Informationsvermittlung, weil hilfreiche Strategien am besten auf der Grundlage der konkreten Erfahrungen der einzelnen Angehörigen erarbeitet und eingeübt werden. Dies kann im Rahmen einer mehrmals stattfindenden psychoedukativen Gruppe geschehen, etwa als Angebot während der stationären und teilstationären Depressionsbehandlung. Beispiele für Themen, die besprochen werden können, sind (siehe Schaub u.a. 2013, S. 131–150):

- Welche Kommunikationsmuster sind hilfreich (Ermunterung statt Druck)?
- Was sind wirksame Problemlöse- und Konfliktlösestrategien (statt Streit darüber, ob Aktivität hilfreich ist oder nicht, die Durchführung von angenehmen Aktivitäten mit der Unterscheidung von kurz- und mittelfristigen Konsequenzen auf die Stimmung)?
- Wie kann ich selbstkompetentes Verhalten aufbauen (zu einer Einladung gehen, auch wenn der depressive Mann zu Hause bleibt, und es ihm ohne emotionalen Druck erklären)?

- Wie kann ich lernen, mit Krankheitszeichen umzugehen (bei Frühwarnzeichen Hilfe in Anspruch nehmen, was empfehle ich zum Beispiel bei Unruhe)?
- Welche Strategien gibt es zur Rückfallverhütung (Wochenplan, Durchführung angenehmer Aktivitäten, Medikamente)?

In einer Informationsgruppe wurde beispielsweise die Frage gestellt: »Wenn unsere Mutter am Sonntag nicht zum Spaziergang mitkommen möchte, sollen wir dann auch nicht gehen, sie zwingen oder sie allein zu Hause lassen?«
Hierzu kann man in der Angehörigengruppe Vorschläge für das Pro und Kontra der drei Möglichkeiten gemeinsam erarbeiten.

Unterstützung für sich selbst

Angehörige sind manchmal so stark auf die Rolle der Helfenden eingeengt, dass sie die Aufforderung, auch an sich selbst und ihr Wohlbefinden zu denken, überrascht. Wenn eine derartige Belastung der Angehörigen deutlich wird, sollte man das Thema »Selbstfürsorge« ansprechen. Mit einer verständnisvollen und empathischen Haltung kann man versuchen, emotional zu entlasten und Möglichkeiten auch auf der Verhaltensebene aufzuzeigen: »Ich habe den Eindruck, dass Sie selbst an die Grenzen ihrer Kräfte kommen. Manchmal hat die Depression die Eigenart, das ganze Familienleben zu bestimmen. Vielleicht können Sie dagegen angehen und es nicht dazu kommen lassen. Eine Möglichkeit wäre, dass Sie Gutes und Angenehmes für sich tun, am besten regelmäßig. Vielleicht versuchen Sie, Zeit für sich selbst einzuplanen, ohne den Erkrankten. Versuchen Sie, sich nicht für den Kranken aufzuopfern. Das ist wichtig, um Ihre Kräfte für die nächste Zeit weiter zu erhalten.«

Netzwerke

Es ist günstig, dazu zu raten, sich die Unterstützung verschiedener Netzwerke im Familien-, Bekannten- und Freundeskreis zu sichern und auch professionelle Unterstützungssysteme heranzuziehen. Angehörige sollten sich auf keinen Fall, so wie der Erkrankte, von Kontakten zurückziehen, sondern aktiv den Kontakt zu verständnisvollen Menschen pflegen. Im Gespräch mit empathischen Menschen (Freunden, dem Pfarrer, anderen Betroffenen, professionellen Helfern) kann man sich den Kummer von der Seele reden und auch mal weinen.

Was Angehörigen eines depressiv Erkrankten selbst hilft (nach PITSCHEL-WALZ u.a. 2003, S. 85, siehe auch BISCHKOPF 2015, S. 150 ff.):

- die Realität der Erkrankung akzeptieren, ohne zu resignieren (das Leben momentan so nehmen, wie es ist),
- sich informieren (gibt Sicherheit),
- sich mit anderen Betroffenen austauschen, etwa in einer Selbsthilfegruppe,
- den Kummer und die Trauer über die Belastung zulassen, sich auch mal ausweinen,
- Hilfen von Freunden und Verwandten in Anspruch nehmen und Kontakt halten,
- für eigene positive Erlebnisse sorgen und sie auch genießen: sich das Lachen und den Spaß »erlauben« (die Depression soll nicht alles bestimmen),
- die Alltagsroutine beibehalten,
- bei Bedarf auch professionelle Hilfe in Anspruch nehmen.

MERKE → **Angehörige sind bei länger dauernden Depressionen häufig selbst sehr belastet. Sie sollten in die Behandlung mit einbezogen werden und brauchen Unterstützung dabei, wie sie auf sich selbst besser achten und ihre Kräfte einteilen können.**

Kinder als Angehörige

In den letzten Jahren fand das Thema »Kinder psychisch kranker Eltern« in der Fachöffentlichkeit deutlich mehr Beachtung. Zahlreiche Studien weisen eine Mitbetroffenheit der Kinder nach – sie sind mit besonderen Belastungen und Beeinträchtigungen konfrontiert und haben zusätzlich ein erhöhtes Risiko, selbst eine psychische Störung zu entwickeln.

Häufig kommt es im Zusammenleben zu einer »Parentifizierung« (Rollenumkehr), bei der die Kinder Eltern- oder Partnerfunktion übernehmen. Sie stellen ihre eigenen Bedürfnisse zurück, übernehmen Aufgaben im Haushalt oder unterstützen den erkrankten Elternteil emotional (was sie in ihrer kindlichen Rolle aber überfordert). Oft besteht eine stillschweigende Übereinkunft, dass über die Depression außerhalb der Familie nicht gesprochen werden darf. Dadurch erleben die Kinder auch außerhalb der Familie sehr wenig soziale Unterstützung.

Familienorientierte Hilfen und die Förderung familiärer Schutzfaktoren können die gesunde Entwicklung von Kindern unterstützen und so der ganzen Familie helfen. Dazu gehören eine alters- und entwicklungsadäquate Informationsvermittlung an die betroffenen Kinder sowie die Entwicklung einer akzeptierenden Haltung der ganzen Familie der Krankheit gegenüber. Die Familie wird dabei unterstützt, »aus der Sprachlosigkeit und Tabuisierung herauszukommen« (Lenz 2012, S. 24).

LITERATUR → Gesprächsleitfaden mit Krankheitsinformationen finden sich für die Altersgruppen 3–6 Jahre, 7–12 Jahre und 13–18 Jahre beispielsweise bei Lenz 2010, dort sind auch Kinderfachbücher zum Thema aufgeführt, empfehlenswert ist etwa *Sonnige Traurigtage* von Schirin Homeier (2006) und *Mamas Monster* von Erdmute von Mosch (2014).

Besonders jugendliche Kinder eines depressiven Elternteils erleben manchmal Angst vor einer eigenen Erkrankung. Hier hilft die sachliche Information über das mehrfaktorielle Entstehungsmodell der Depression mit der Aussage, dass man heutzutage davon ausgeht, dass eine gewisse Verletzlichkeit als Disposition vererbt werden kann, dass dies aber als Ursache für die Entstehung einer Depression allein nicht ausreicht.
Für psychiatrisch Tätige ist es immer wichtig, die Kinder als Angehörige mit im Blick zu haben, etwa zu fragen, wie sie die Belastungen durch die Erkrankung erleben und ob sie Unterstützung möchten. Zur Erlangung dieser Hilfe ist es oft gut, ihnen tatkräftig behilflich zu sein, etwa bei der Kontaktaufnahme zu Einrichtungen der Jugendhilfe. Manche Beratungsstellen bieten in psychiatrischen Kliniken eine Sprechstunde an, um den Betroffenen den Weg zu ihnen zu erleichtern. Die institutionsübergreifende Kooperation ist nachahmenswert.

Wie können Angehörige helfen?

Obwohl sich insbesondere Angehörige nicht zu sehr von der Krankheit bestimmen lassen sollten, haben sie natürlich eine bedeutende Rolle dabei, den Kranken auf dem Weg der Genesung zu unterstützen.
Hilfreiche Verhaltensweisen und Einstellungen für Angehörige mit einem depressiven Familienmitglied sind:

- Bleiben Sie realistisch! Als Angehöriger kann man den Patienten beim Gesundwerden unterstützen, aber man kann ihn nicht heilen.
- Zeigen Sie Verständnis und Einfühlung für den Patienten!
- Ermuntern Sie ihn zu gemeinsamer Aktivität – dabei aber weder über- noch unterfordern!

- Machen Sie den Alltag einfacher: eine Tagesstruktur absprechen, keine schwierigen Entscheidungen verlangen!
- Unterstützen Sie die Behandlung des Patienten: auf Medikamenteneinnahme achten, sensibel für eine mögliche Suizidgefährdung sein!
- Führen Sie das gewohnte Leben weiter, so gut es geht, denn so vermeidet man, dass die Krankheit alles bestimmt!
- Bewahren Sie Geduld, Hoffnung, Humor und Optimismus! Als Angehöriger kann man sich leichter als der Patient vor Augen führen, dass die belastende Zeit der Krankheit wieder aufhört.
- Denken Sie immer auch an sich selbst, tun Sie etwas für sich!

LITERATUR → In den Ratgebern für Betroffene finden sich immer auch spezielle Kapitel für Angehörige. Ausschließlich an Angehörige richten sich Laura EPSTEIN und Xavier AMADOR (2002) mit *Wenn der Mensch, den du liebst, depressiv* ist und Jeannette BISCHKOPF (2015) mit *So nah und doch so fern.*

Wenn Angehörige überfordert sind

Aus der dauerhaften hohen Beanspruchung der Angehörigen kann sich mit der Zeit ein starkes Überforderungsgefühl einstellen. Aus einer solchen Überforderung heraus ist es dann nur allzu verständlich, wenn Angehörige ungehalten, barsch, ungerecht und somit am Ende gar nicht mehr hilfreich reagieren. Was lässt sich empfehlen?

Ausleben negativer Gefühle

Viele Angehörige erleben negative eigene Gefühle wie Ärger, Gereiztheit und Ungeduld im Umgang mit dem Kranken – was aufgrund der ausbleibenden positiven Reaktionen auf gut gemeinte Vorschläge und Empfehlungen verständlich ist. Hier sollte man

betonen, dass diese Gefühle ganz natürlich sind und dass es gut ist, sie bei sich wahrzunehmen und zu erkennen. Es ist allerdings nicht zu empfehlen, sie dem Patienten gegenüber zu äußern oder gar auszuleben. An dieser Stelle gibt es im Gespräch mit Angehörigen meist Protest: »Sie haben gut reden!« Wir Helfenden sollten dann vorschlagen, zwischen der Krankheit (»Die Krankheit macht einen ärgerlich, hilflos, gereizt ...«) und dem Patienten zu unterscheiden, und die Angehörigen dazu ermuntern, Möglichkeiten der Entlastung für sich zu finden. Beispielsweise können sie mit anderen über ihre Gefühle sprechen, mit ähnlich Betroffenen über »diese schlimme Krankheit« schimpfen, die Gruppe nutzen, um sich zu entlasten, oder auch Erlebnisberichte oder Tagebücher verfassen, um sich die Last von der Seele zu schreiben.
Manchmal passiert es auch, dass Angehörige mit einem (sie entlastenden) Gefühlsausbruch ihrem Ärger Luft machen, allerdings verstärkt dies oft beim Patienten seine ohnehin schon vorhandenen Schuldgefühle, was ihn zusätzlich belastet. Das sollte anschließend zum Thema gemacht werden.

Allzu »gut gemeinte« Aufforderungen vermeiden

Laien haben oft die Vorstellung, dass sich depressive Beschwerden durch entsprechende »Anstrengungen« überwinden ließen, dass der depressive Patient sich nur etwas mehr bemühen müsse, um wieder besser mit seinem Leben zurechtzukommen. Sie führen sich selbst dabei gerne als Beispiel an und beschreiben Situationen, in denen es ihnen einmal schlecht ging (ein Bedrücktsein während einer normalen Stimmungsschwankung), die sie aber mithilfe ihres Willens gemeistert haben. Der Denkfehler bei dieser Argumentation liegt darin, wie zu Beginn des Buches dargestellt, dass eine alltägliche bedrückte Stimmung nicht mit einer Depression gleichgesetzt werden kann und dass bei einer Erkrankung andere Voraussetzungen gelten. Beispielsweise sind der Wille und die Fähigkeit, sich anzustrengen, um sich selbst aus dem Tief herauszuholen, in der Depression erheblich eingeschränkt und folgen nicht der »gesunden Logik«. Depressive können eben tatsächlich nicht und können auch nicht wollen. ↗ Entstehungsbedingungen, Seite 12 f., 21 f., 30 f.

Bei einer Depression ist es zwar auch gut, die anstehenden Dinge anzupacken. Der Patient muss allerdings zuerst ein ausreichendes Maß an Tatkraft, Initiative, Antrieb und Belastungsfähigkeit erreicht haben und kann dann zum Vorgehen in kleinen Schritten ermuntert und angeleitet werden.

Auch die Aufforderung »Sieh doch mal das Positive!« ist zwar gut gemeint, bleibt aber meist wirkungslos. Depressive Personen sehen die Zukunft, ihre Vergangenheit, die Gegenwart und sich selbst anders als andere Menschen. Wie durch eine schwarze Brille erscheint ihnen alles hoffnungslos. Weist man sie darauf hin, wie gut sie es doch eigentlich haben, dass sie keine finanziellen Sorgen haben müssten, dass sie liebende Familienangehörige haben, dann fühlen sie sich schnell in ihrem Leid unverstanden und noch mehr isoliert als ohnehin schon. Ihre negativen Gedanken kommen in der Depression beinahe automatisch und sind lediglich durch logische Argumente nicht beeinflussbar.

Wahngedanken

Besonders deutlich wird dies bei depressiven Wahngedanken, beispielsweise bei den typischen Verarmungsideen. Auch wenn man dem Betroffenen die Kontoauszüge vorlegt und die positive Finanzlage vorrechnet, folgt er den Argumenten nicht, sondern hält an seiner wahnhaft verzerrten Wahrnehmung fest. Günstiger ist es, Verständnis für die subjektive negative Sichtweise des Patienten zu zeigen und sie als Symptom der Depression zu verstehen. Parallel kann man dazu seine eigene Sichtweise dagegenstellen, etwa dass man weiß, dass sich die negative Sichtweise bei Besserung der Depression wieder ändern wird und der Betroffene dann die ihm derzeit verborgenen positiven Aspekte des Lebens auch wieder wird erkennen können.

Die Depression nicht »persönlich« nehmen

Angehörige haben manchmal das Gefühl, dass der Patient sich ihren Vorschlägen und Bemühungen gegenüber »extra« ablehnend verhält und dass er die anderen nicht mehr mag. Dies ist verständlich, weil sie über einen langen Zeitraum Unterstützung geben, ohne dankbare Reaktionen zurückzubekommen. Hierbei ist wichtig, sich vor Augen zu halten, dass der Kranke sich nicht zurückzieht, weil er den Partner nicht attraktiv, liebenswert und nett findet, sondern weil die Depression Gefühllosigkeit und mangelnde Reaktionsfähigkeit mit sich bringt.
Fallen in der Gruppe oder in der Einzelberatung solche Einstellungen und Verhaltensmuster bei den Angehörigen auf, sollten sie angesprochen werden, um die Angehörigen zu entlasten und mit ihnen Lösungsstrategien zu erarbeiten. Die Erfahrung zeigt, dass eine Entlastung der Angehörigen manchmal leichter ist, wenn die Patienten nicht dabei sind.

Die Krankheit kommunizieren

Bei psychischen Erkrankungen stellt sich immer die Frage, wie das soziale Umfeld informiert werden soll. Das reicht von guten Freunden über Bekannte und Nachbarn bis hin zum Arbeitgeber.

Freunde und Bekannte

Verwandte, Freunde und Bekannte kennen und verstehen häufig die Erkrankung Depression nicht. Sie entwickeln unangemessene Vorstellungen, katastrophisieren oder bagatellisieren die Situation, bis hin zur Empfehlung an den gesunden Partner, sich wegen der negativen Folgen der Erkrankung zu trennen. Solche negativen Erfahrungen und vielfältige Vorurteile gegenüber seelischer Krankheit in unserer Gesellschaft können dazu führen, dass dem sozialen Umfeld körperliche, weniger stigmatisierende Erkrankungen anstelle der Depression genannt werden oder dass sich die betroffenen Familien überhaupt von Kontakten zurückziehen. Dies verhindert aber gleichzeitig die Chance, vom sozialen Umfeld solidarische Unterstützung und konkrete Hilfe zu erhalten und dabei auch zum Abbau von Unkenntnis und Vorurteilen beizutragen.

Wagen es die betroffenen Familien, offen mit Freunden und Bekannten über die Erkrankung und die Behandlung zu sprechen, dann machen sie oft die Erfahrung, dass andere Familien auch betroffen sind oder schon mal waren (»Eine Tante von mir war auch wegen Depressionen in der Klinik«), nicht selten erhalten sie konkrete Hilfeangebote (»Ich kann deinen Mann auch mal aus der Klinik abholen«, »Diese Woche besuche ich ihn und du unternimmst in der Zeit etwas mit meiner Frau«) und erleben Verständnis. Patienten und Angehörige berichten manchmal, dass sich beim offenen Umgang mit der Erkrankung im Bekanntenkreis »die Spreu vom Weizen« trenne – man erfahre in einer solchen Situation, wer auch in der Not zu einem halte.

Wie die Depression erklärt werden kann, kann man gut in der psychoedukativen Angehörigengruppe demonstrieren.

Arbeitgeber

Berufstätige Patienten müssen entscheiden, ob sie Kollegen und Vorgesetzte einweihen. Steht eine längere Krankschreibung an, kann es günstig sein, offen mit dem Vorgesetzten zu sprechen und zu sagen, dass die Prognose der Depression günstig ist, dass die durchschnittliche Behandlungsdauer etwa drei Monate beträgt, dass allerdings die Länge der individuellen Behandlung schlecht vorhersagbar ist. Der offene Umgang mit der Diagnose kann Verständnis hervorrufen, allerdings auch Vorurteile aktivieren und Karriereschritte behindern. Eine Pflicht, über die Diagnose zu informieren, besteht nicht; die Krankschreibung reicht aus. Kollegen gegenüber ist es oft günstiger, die Krankheit zu benennen, sonst entstehen leicht Gerüchte. U. Hegerl und S. Niescken (2013, S. 142) empfehlen: »Ich war ziemlich krank und kam kaum mehr aus dem Bett. Ich bin froh, dass es vorbei ist. Erinnern Sie mich lieber nicht daran.«

Schluss

Wenn man als professioneller Helfer mit depressiven Patienten arbeitet, wird man erfahren, dass man nur auf einer empathischen Grundhaltung eine gute Beziehung und eine erfolgreiche Behandlung aufbauen kann. Ein Patient sagte mir einmal, nachdem er wieder gesund war: »Ich habe immer Zuneigung gespürt, Mitgefühl und ein Getragensein, hier wurde meine Krankheit akzeptiert. Nur dadurch konnte ich mich für die Behandlung öffnen.« Man wird mit Hoffnungslosigkeit, Schwere und Perspektivlosigkeit konfrontiert und wird dies auszuhalten lernen und Geduld üben müssen. Und man wird ein Feingefühl dafür entwickeln, in welchem Abschnitt der Genesung eher Entlastung und Schutz und in welchem eher ein schrittweiser Aktivitätsaufbau und vorsichtige Belastungssteigerung machbar sind, wird erkennen, wie wichtig die Vermittlung von Hoffnung ist, und wird üben, wie man einer negativen Sichtweise andere Sichtweisen entgegensetzen kann.

Diese zentralen Aspekte bei der Arbeit mit depressiven Patientinnen und Patienten sind mir – neben vielen anderen Details – beim Schreiben dieses Buches besonders deutlich geworden. Ich würde mir wünschen, dass es mir gelungen ist, sie als Grundlage für hilfreiche Begegnungen mit dem depressiv Kranken klar und verständlich dargestellt zu haben. Die Grundhaltung und die Techniken, die das Buch vermitteln möchte, ersetzen nicht das geduldige Erarbeiten individueller Behandlungskonzepte mit jedem einzelnen Patienten und ebenso wenig die individuelle Supervision des Helfers zur Prüfung der Frage, ob sein Vorgehen und seine Haltung spezifisch für diesen Patienten noch verbessert werden könnten.

Auf die Behandlung bipolarer affektiver Störungen und auf die besonderen Herausforderungen, die aus Komorbiditäten resultieren können, konnte ich in diesem Band nicht eingehen. Hierzu muss auf weitere Spezialliteratur verwiesen werden.

Jeder, der sich auf die Behandlung depressiver Patienten einlässt, kann für sich selbst vieles lernen, die eigene Lebensgeschichte unter neuen Aspekten betrachten und bei den Betroffenen bedeutsame Entwicklungen begleiten. Das eigene Engagement, die Einfühlung und die aufgebrachte Geduld werden reich belohnt.

Literatur

Althaus, D.; Schäfer, R.; Hegerl, U. (2005): Depression leichter erkennen und behandeln. München (zur Verfügung gestelltes Material).

Angermeyer, M.; Matschinger, H. (2004): Public attitudes to people with depression: Have there been any changes over the last decade? In: *Journal of Affective Disorders*, 83, 2–3, S. 177–182.

Barbato, A.; D'Avanzo, B. (2008): Efficacy of couple therapy as a treatment for depression: A meta-analysis. In: *Psychiatry Quarterly*, 79, S. 121–132.

Beck, A.; Rush, A.; Shaw, B.; Emery, G. (2010): Kognitive Therapie der Depression. Weinheim.

Becker, T.; Gühne, U.; Riedel-Heller, S.; Berger, M. (2014): Sozial- und Gemeindepsychiatrie, psychiatrisch-psychotherapeutische Rehabilitation. In: Berger, M. (Hg.): Psychische Erkrankungen. München, S. 171–189.

Berger, M. (2013): Burnout. In: *Der Nervenarzt*, 84, S. 789–790.

Berger, M.; van Calker, D.; Brakemeier, E.-L.; Schramm, E. (2014): Affektive Störungen. In: Berger, M. (Hg.): Psychische Erkrankungen. München, S. 359–439.

Bischkopf, J. (2005): Angehörigenberatung bei Depression. München.

Bischkopf, J. (2015): So nah und doch so fern. Mit depressiv erkrankten Menschen leben. Köln.

Brakemeier, E.-L. (2014): Das Cognitive Behavioral Analysis System of Psychotherapy (CBASP). In: Kunz, O.; Teismann, T. (Hg.): Moderne Ansätze in der Depressionsbehandlung, Tübingen, S. 183–215.

Brakemeier, E.-L.; Buchholz, A. (2013): Die Mauer überwinden. Wege aus der chronischen Depression. Weinheim.

Bronisch, T.; Hegerl, U. (2011): Suizidalität. In: Möller, H.-J.; Laux, G.; Kapfhammer, H.-P. (Hg.): Psychiatrie, Psychosomatik, Psychotherapie. Bd. 2: Spezielle Psychiatrie. Berlin, S. 1469–1503.

Cording, C.; Hausner, H. (2011): Aufklärung und Dokumentation. In: Möller, H.-J.; Laux, G.; Kapfhammer, H.-P. (Hg.): Psychiatrie, Psychosomatik, Psychotherapie. Band 2: Spezielle Psychiatrie. Berlin, S. 1565–1579.

DGPPN (2005): Rahmenkonzept Integrierte Versorgung Depression. In: *Der Nervenarzt*, 76, S. 103–125.

Dilling, H.; Mombour, W.; Schmidt, M. (Hg.) (2014): Internationale Klassifikation psychischer Störungen. Bern.

Eckert, J.; Biermann-Ratjen, E.-M.; Höger, D. (2012): Gesprächspsychotherapie: Lehrbuch. Berlin.

Eink, M.; Haltenhof, H. (2009): Basiswissen: Umgang mit suizidgefährdeten Menschen. Bonn.

Engelmann, B. (2012): Therapie-Tool: Positive Psychologie: Achtsamkeit, Glück, Mut. Weinheim.

Epstein Rosen, L.; Amador, X. (2002): Wenn der Mensch, den du liebst, depressiv ist. Reinbek.

Fähndrich, E.; Stieglitz, R.-D. (2006): Leitfaden zur Erfassung des psychopathologischen Befundes: halbstrukturiertes Interview anhand des AMDP-Systems. Göttingen.

Falkai, P.; Wittchen, H.-U. u. a. (Hg.) (2014): Diagnostisches und Statistisches Manual Psychischer Störungen. Göttingen.

Gaebel, W.; Falkai, P. (2000): Praxisleitlinien in Psychiatrie und Psychotherapie. Band 5: Behandlungsleitlinie Affektive Erkrankungen. Darmstadt.

Grager, B.; Di Pauli, J. (2013): Indikation und Wirksamkeit der EKT. In: Grözinger, M.; Conca, A.; Nickl-Jockschat, T.; Di Pauli, J. (Hg.): Elektrokonvulsionstherapie kompakt. Berlin, S. 73–81.

Härter, M.; Klesse, C.; Bermejo, I. u. a. (2010): Evidenzbasierte Therapie der Depression. Die S3-Leitlinie unipolare Depression. In: *Der Nervenarzt*, 81, S. 1049–1068.

Hauke, G. (2012): Strategisch Behaviorale Therapie (SBT). Berlin.

Hausner, H. (2014): Patientenrechtegesetz. In: Cording, C.; Nedopil, N. (Hg.): Psychiatrische Begutachtungen im Zivilrecht. Lengerich, S. 161–164.

Hautzinger, M. (2006): Affektive Störungen – Neuropsychologie. In: Förstl, H.; Hautzinger, M.; Roth, G. (Hg.): Neurobiologie psychischer Störungen. Heidelberg, S. 448–480.

Hautzinger, M. (2013): Kognitive Verhaltenstherapie bei Depressionen. Weinheim/Basel.

Hegerl, U.; Niescken, S. (2013): Depressionen bewältigen. Stuttgart.

Hinsch, R.; Pfingsten, U. (2007): Gruppentraining sozialer Kompetenzen. Weinheim.

Hoff, P.; Sass, H. (2010): Psychopathologische Grundlagen der forensischen Psychiatrie. In: Kröber, H.-L.; Dölling, D.; Leygraf, N. u. a. (Hg.): Handbuch der Forensischen Psychiatrie. Bd. 2. Berlin, S. 1–157.

Homeier, S. (2006): Sonnige Traurigtage. Frankfurt a. M.

Jacobi, J.; Wittchen, H.; Hölting, C. u. a. (2004): Prevalence, comorbidity and correlates of mental disorders in the general population: Results from the German Health Interview and Examination Survey (GHS). In: *Psychological Medicine*, 34, S. 597–611.

Johnstone, M. (2008): Mein schwarzer Hund: Wie ich meine Depression an die Leine legte. München.

Kast, V. (2014): Trauern. Freiburg.

Kühner, C. (2007): Warum leiden mehr Frauen unter Depressionen? In: Lauterbacher, S.; Güntürkin, O.; Hausmann, M. (Hg.): Gehirn und Geschlecht. Berlin, S. 332–350.

Kunz, O. (2014): Die Kognitive Verhaltenstherapie der Depression. In: Kunz, O.; Teismann, T. (Hg.): Moderne Ansätze in der Depressionsbehandlung. Tübingen, S. 17–59.

Kunz, O.; Teismann, T. (2014): Moderne Ansätze in der Depressionsbehandlung. Tübingen.

Kupper, Z. (2013): Die Achtsamkeitsbasierte Kognitive Therapie der Depression. In: Knuf, A.; Hammer, M. (Hg.): Die Entdeckung der Achtsamkeit. Köln, S. 160–185.

Laux, G. (2011): Depressive Störungen. In: Möller, H.-J.; Laux, G.; Kapfhammer, H.-P. (Hg.): Psychiatrie, Psychosomatik, Psychotherapie. Berlin, S. 363–461.

Lehle, B.; Grebner, M.; Neef, I. u. a. (1998): Empfehlungen zur Diagnostik und zum Umgang mit Suizidalität in der stationären

psychiatrisch-psychotherapeutischen Behandlung. In: *Suizidprophylaxe*, Sonderheft, S. 21–24.
LENZ, A. (2010): Ressourcen fördern. Göttingen.
LENZ, A. (2012): Basiswissen: Psychisch kranke Eltern und ihre Kinder. Köln.
MAHNKOPF, A. (2001): Besonderheiten im Umgang mit chronisch Depressiven. In: *Krankenhauspsychiatrie*, S 1, S. 46–50.
MAHNKOPF, A. (2002): Psychoedukation bei Depressiven. Dissertation Universität Wuppertal. http://elpub.bib.uni-wuppertal.de/servlets/DocumentServlet?id=121.
MCCULLOUGH, J. (2011): Therapeutische Beziehung und die Behandlung chronischer Depression (CBASP). Berlin.
MICHALAK, J.; REMMERS, C.; HEIDENREICH, T. (2014): Entdeckung des Hier und Jetzt. Die Achtsamkeitsbasierte Kognitive Therapie. In: KUNZ, O.; TEISMANN, T. (Hg): Moderne Ansätze in der Depressionsbehandlung. Tübingen, S. 233–257.
MÜLLER-RÖRICH, T.; HASS, K.; MARGUE, F.; VAN DEN BROEK, A.; WAGNER, R. u. a. (2013): Schattendasein. Berlin.
NEDOPIL, N. (2014 a): Betreuungs- und Unterbringungsrecht. In: CORDING, C.; NEDOPIL, N. (Hg.): Psychiatrische Begutachtungen im Zivilrecht. Lengerich, S. 140–160.
NEDOPIL, N. (2014 b): Einwilligungsfähigkeit in ärztliche Behandlung. In: CORDING, C.; NEDOPIL, N. (Hg.): Psychiatrische Begutachtungen im Zivilrecht. Lengerich, S. 164–171.
NIKLEWSKI, G.; RIECKE-NIKLEWSKI, R. (2012): Depressionen überwinden. Berlin.
PITSCHEL-WALZ, G. (2003): Lebensfreude zurückgewinnen. München.
PITSCHEL-WALZ, G.; BÄUML, J.; KISSLING, W. (2003): Psychoedukation Depression. München.
RAHN, E.; MAHNKOPF, A. (2005): Lehrbuch Psychiatrie. Bonn.
RUPP, M. (2013): Basiswissen: Psychiatrische Krisenintervention. Köln.
RÜSCH, N.; BERGER, M. (2014): Das Stigma psychischer Erkrankungen. In: BERGER, M. (Hg.): Psychische Erkrankungen. München, S. 807–812.

SCHAUB, A.; ROTH, E.; GOLDMANN, U. (2013): Kognitiv-psychoedukative Therapie zur Bewältigung von Depressionen. Ein Therapiemanual. Göttingen.

SCHMID, R.; SPIESSL, H.; VUKOVICH, A.; CORDING, C. (2003): Belastungen von Angehörigen und ihre Erwartungen an psychiatrische Institutionen. In: *Fortschritte der Neurologie und Psychiatrie*, 71, S. 118–128.

SCHNEIBEL, R.; SCHRAMM, E. (2014): Die Interpersonelle Psychotherapie der Depression. In: KUNZ, O.; TEISMANN, T. (2014): Moderne Ansätze in der Depressionsbehandlung. Tübingen, S. 61–80.

SCHRAMM, E. (2010): Interpersonelle Psychotherapie. Stuttgart.

SPIESSL, H.; SCHMID, R.; VUKOVICH, A.; CORDING, C. (2004): Erwartungen und Zufriedenheit von Angehörigen psychiatrischer Patienten in stationärer Behandlung. In: *Der Nervenarzt*, 75, S. 475–482.

SULZ, S. (2001): Von der Strategie des Symptoms zur Strategie der Therapie. München.

TEISMANN, T. (2014): Behavioral Activation. In: KUNZ, O.; TEISMANN, T. (Hg.): Moderne Ansätze in der Depressionsbehandlung. Tübingen, S. 81–107.

TEISMANN, T.; DORRMANN, W. (2014): Suizidalität. Göttingen.

UTSCHAKOWSKI, U.; SIELAFF, G.; BOCK, T.; WINTER, A. (2016): Vom Erfahrenen zum Experten. Wie Peers die Psychiatrie verändern. Köln.

WOLFERSDORF, M. (2014): Suizidalität. In: BERGER, M. (Hg.): Psychische Erkrankungen. München, S. 721–733.

WOLKENSTEIN, L.; HAUTZINGER, M. (2014): Basiswissen: Umgang mit bipolaren Patienten. Köln.